临床儿科诊断与治疗技术实践

任仰成　著

汕头大学出版社

图书在版编目（CIP）数据

临床儿科诊断与治疗技术实践 / 任仰成著 . -- 汕头：汕头大学出版社，2022.7

ISBN 978-7-5658-4745-5

Ⅰ．①临⋯ Ⅱ．①任⋯ Ⅲ．①小儿疾病－诊疗 Ⅳ．① R72

中国版本图书馆 CIP 数据核字（2022）第 137987 号

临床儿科诊断与治疗技术实践

LINCHUANG ERKE ZHENDUAN YU ZHILIAO JISHU SHIJIAN

作　　者：任仰成
责任编辑：闵国妹
责任技编：黄东生
封面设计：中图时代
出版发行：汕头大学出版社
　　　　　广东省汕头市大学路 243 号汕头大学校园内　邮政编码：515063
电　　话：0754-82904613
印　　刷：廊坊市海涛印刷有限公司
开　　本：710mm×1000mm　1/16
印　　张：8
字　　数：130 千字
版　　次：2022 年 7 月第 1 版
印　　次：2023 年 4 月第 1 次印刷
定　　价：158.00 元
ISBN 978-7-5658-4745-5

前　言

随着医学事业的迅速发展，国内外儿科医学领域不断有许多新知识、新进展、新理论出现，儿科疾病的预防、诊断及治疗的理论和技术也在不断更新。应用先进的诊断技术和治疗方法对小儿疾病给予及时的、恰当的、正确的治疗，以促使小儿早日康复并健康地发育成长是广大儿科工作者的职责。

作者结合国内外临床循证医学及现行的儿科疾病治疗规范，对儿科临床各系统疾病进行了详细的描述。全书紧密结合临床，分析了儿科常见疾病的病因、病理、发病机制、临床表现、诊断和鉴别诊断、治疗和预后等方面的内容。全书内容新颖，重点突出，简明实用，是对临床儿科工作者有益的参考书。

由于作者水平所限，书中难免存在缺点和不足，恳请同行专家及广大读者予以批评指正，以便再版修改补充。

任仰成

2022 年 2 月

目　录

第一章　儿童生长发育

人的生长发育是指从受精卵到成人的成熟过程。生长和发育是儿童不同于成人的重要特点。生长是指儿童身体各器官、系统的长大，可有相应的测量值来表示其量的变化；发育是指细胞、组织、器官的分化与功能成熟。生长和发育两者紧密相关，生长是发育的物质基础，生长的量的变化可在一定程度上反映身体器官、系统的成熟状况。

第一节　儿童生长发育规律

生长发育，不论总的速度或各器官、系统的发育顺序，都遵循一定的规律。认识总的规律有助于儿科医师对儿童生长发育状况进行正确评价与指导。

一、生长发育是连续的、阶段性的过程

生长发育过程贯穿整个儿童期，但各年龄阶段生长发育有一定的特点，不同年龄阶段的生长速度不同。例如，体重和身长在出生后第1年，尤其前3个月增加很快，第1年为出生后的第1个生长高峰；第2年以后生长速度逐渐减慢，至青春期生长速度又加快，出现第2个生长高峰。

二、各系统、器官生长发育不平衡

人体各器官、系统的发育顺序遵循一定规律。如神经系统发育较早，脑在出生后2年内发育较快；淋巴系统在儿童期迅速生长，于青春期前达高峰，以后逐渐下降；生殖系统发育较晚。其他系统，如心、肝、肾、肌肉的发育基本与体格生长相平行。各系统发育速度的不同与儿童不同年龄阶段的生理功能有关。

三、生长发育的个体差异

儿童生长发育虽按一定的总规律发展，但因在一定范围内受遗传、环境的影响，存在着相当大的个体差异，每个人生长的"轨道"不会完全相同。因此，儿童的生长发育水平有一定的正常范围，所谓的"正常值"不是绝对的，评价时必须考虑个体的不同的影响因素，才能做出正确的判断。

四、生长发育的一般规律

生长发育遵循由上到下、由近到远、由粗到细、由低级到高级、由简单到复杂的规律。如出生后运动发育的规律是：先抬头，后抬胸，再会坐、立、行（从上到下）；从臂到手，从腿到脚的活动（由近到远）；从全掌抓握到手指拾取（由粗到细）；先会画直线后会画圈、图形（由简单到复杂）。认识事物的过程是：先会看、听、感觉事物，逐渐发展到有记忆，能思维、分析和判断（由低级到高级）。

第二节　影响生长发育的因素

一、遗传因素

细胞染色体所载基因是决定遗传的物质基础。父母双方的遗传因素决定了小儿生长发育的"轨道"，或特征、潜力、趋向。种族、家族的遗传信息影响深远，如皮肤和头发的颜色、面型特征、身材高矮、性成熟的迟早、对营养素的需要量、对疾病的易感性等。在异常情况下，严重影响生长的遗传代谢性疾病、内分泌障碍、染色体畸形等，更与遗传直接有关。性染色体遗传性疾病与性别有关。

二、环境因素

（一）营养

儿童的生长发育，包括宫内胎儿生长发育，需充足的营养素供给。营养素供给充足且比例恰当，加上适宜的生活环境，可使生长潜力得到充分的发挥。宫内营养不良不仅使胎儿体格生长落后，严重时还影响脑的发育；出生后营养不良，特别是第1~2年的严重营养不良，可影响体重、身高及智能的发育。

（二）疾病

疾病对生长发育的阻碍十分明显。急性感染常使体重减轻；长期慢性疾病则影响体重和身高的增长；内分泌疾病常引起骨骼生长和神经系统发育迟缓；先天性疾病，如先天性心脏病，可造成生长迟缓。

（三）母亲情况

胎儿在宫内的发育受孕母生活环境、营养、情绪、疾病等各种因素的影响。母亲妊娠早期的病毒性感染可导致胎儿先天性畸形；妊娠期严重营养不良可引起流产、早产和胎儿体格生长以及脑的发育迟缓；妊娠早期某些药物、X线照射、环境中毒和精神创伤均可影响胎儿的发育。

（四）家庭和社会环境家庭

环境对儿童健康的重要作用易被家长和儿科医师忽视。良好的居住环境，如阳光充足、空气新鲜、水源清洁、无噪声、无噪光、房间舒适，配合良好的生活习惯、科学护理、良好教养、体育锻炼、完善的医疗保健服务等，是促进儿童生长发育，达到最佳状态的重要因素。近年来，社会环境对儿童健康的影响受到高度关注。

成人疾病胎儿起源学说意指"健康与疾病的发育起源"，是近年提出的关于人类疾病起源的新概念。该学说认为，胎儿在宫内发育中受到遗传、宫内环境的影响，不仅会影响胎儿期的生长发育，而且可能引起持续的结构功能改变，导致将来一系列成年期疾病的发生。孕期营养缺乏将对后代心血管疾病、高血压病、糖代谢异常、肥胖和血脂异常等一系列疾病的发生产生重要影响。

综上所述，遗传决定了生长发育的潜力，这种潜力从受精卵开始就受到环境因素的调节，表现出个体的生长发育模式。因此，生长发育水平是遗传与环境共同作用的结果。

第三节　体格生长

一、体格生长常用指标

体格生长应选择易于测量，有较大人群代表性的指标来表示，常用的指标有体重、身高（长）、坐高（顶臀长）、头围、胸围、上臂围、皮下脂肪等。

二、出生至青春前期的体格生长规律

（一）体重的增长

体重为各器官、系统、体液的总重量，其中骨骼、肌肉、内脏、体脂、体液为主要成分。因体脂与体液变化较大，体重在体格生长指标中最易波动。体重易于准确测量，是最易获得的反映儿童生长与营养状况的指标。儿科临床中多用体重计算药量和静脉输液量。

新生儿出生体重与胎次、胎龄、性别及宫内营养状况有关。出生后体重增长应为胎儿宫内体重生长曲线的延续。出生后1周内因奶量摄入不足、水分丢失、胎粪排出，可出现暂时性体重下降，或称生理性体重下降，约在出生后第3~4日达最低点，下降范围为3%~9%，以后逐渐回升，至出生后第

7~10 日应恢复到出生时的体重。如果体重下降的幅度超过 10% 或至第 10 天还未恢复到出生时的体重，则为病理状态，应分析其原因。若出生后及时合理喂哺，可减轻生理性体重下降的程度或避免其发生。出生时体重受宫内因素的影响大，出生后的体重与喂养、营养以及疾病等因素密切相关。

随着年龄的增加，儿童体重的增长逐渐减慢。

儿童体重的增长为非等速的增加，进行评价时应以个体儿童体重的变化为依据，不可把"公式"计算的体重或人群体重均数（所谓"正常值"）当作"标准"进行评价。当无条件测量体重时，为便于医务人员计算小儿用药量和液体量，可用以下公式估计体重（表1-1）。

表 1-1　正常儿童体重、身高估计公式

年龄	体重（kg）	年龄	身长（高）（cm）
出生	3.25	出生	50
3~12 月龄	［年龄（月）+9］/2	3~12 月龄	75
1~6 岁	年龄（岁）×2+8	2~6 岁	年龄（岁）×7+75
7~12 岁	［年龄（岁）×7-5］/2	7~10 岁	年龄（岁）×6+80

（二）身材的增长

1. 身高（长）

身高指头部、脊柱与下肢长度的总和。3 岁以下儿童立位测量不易准确，应仰卧位测量，称为身长。3 岁以上儿童立位时测量称为身高。立位测量值比仰卧位少 1~2cm。

身高（长）的增长规律与体重的相似，年龄越小，增长越快，也出现婴儿期和青春期两个生长高峰。出生时身长平均为 50cm，出生后第 1 年身长增长最快，约为 25cm；前 3 个月身长增长一般为 11~13cm，约等于后 9 个月的总增长值，1 岁时身长约 75cm；第 2 年身长增长速度减慢，一般为 10~12cm，即 2 岁时身长约 87cm；2 岁以后身高每年增长 6~7cm。2 岁以后每年身高增长低于 5cm，为生长速度下降。

身高（长）的增长受遗传、内分泌、宫内生长水平的影响较明显，短期的疾病与营养波动不易影响身高（长）的生长。

2. 坐高（顶臀长）

坐高是头顶到坐骨结节的长度，3岁以下儿童仰卧位测量的值称为顶臀长。坐高增长代表头颅与脊柱的生长。

3. 指距

指距是两上肢水平伸展时两中指尖的距离，代表上肢长骨的生长。

（三）头围的增长

经眉弓上缘、枕骨结节左右对称环绕头一周的长度为头围，头围的增长与脑和颅骨的生长有关。

胎儿期脑生长居全身各系统的领先地位，故出生时头围相对大，平均33~34cm，与体重、身长增长相似。第1年前3个月头围的增长约等于后9个月头围的增长值（6cm），即1岁时头围约为46cm；出生后第2年头围增长减慢，约为2cm，2岁时头围约48cm；2~15岁头围仅增加6~7cm。头围的测量在2岁以内最有价值。

婴幼儿期连续追踪测量头围比一次测量更重要。头围大小与双亲的头围有关；头围小于均值-2SD常提示有脑发育不良的可能，小于均值-3SD以上常提示脑发育不良；头围增长过速往往提示脑积水。

（四）胸围的增长

平乳头下缘经肩胛角下缘平绕胸一周为胸围，胸围代表肺与胸廓的生长。出生时胸围32cm，略小于头围1~2cm。1岁左右胸围约等于头围。1岁至青春前期胸围应大于头围（约为头围+年龄-1cm）。1岁左右头围与胸围的增长在生长曲线上形成头、胸围的交叉，此交叉时间与儿童营养、胸廓的生长发育有关，生长较差者的头、胸围交叉时间延后。我国2005年9市城区体格生长的衡量数字显示，男童头、胸围交叉时间为15月龄，提示我国儿童胸廓生长较落后，除营养因素外，可能与不重视爬的训练和胸廓锻炼有关。

（五）上臂围的增长

经肩峰与鹰嘴连线中点绕臂一周即为上臂围。上臂围代表肌肉、骨骼、皮下脂肪和皮肤的生长。1 岁以内上臂围增长迅速，1~5 岁增长缓慢，一般为 1~2cm。因此，有人认为在无条件测量体重和身高的场合，可用测量左上臂围来筛查 1~5 岁小儿的营养状况：>13.5cm 为营养良好，12.5~13.5cm 为营养中等，<12.5cm 为营养不良。

（六）皮下脂肪

测量皮脂厚度能够反映皮下脂肪水平。常用的测量部位有：①腹壁皮下脂肪；②背部皮下脂肪。要用皮下脂肪测量工具（测皮褶卡钳）测量才能得出正确的数据。

（七）身体比例与匀称性

在生长过程中，身体的比例与匀称性生长有一定规律。

1. 头与身长比例

在宫内与婴幼儿期，头领先生长，而躯干、下肢生长则较晚，生长时间也较长。因此，头、躯干、下肢长度的比例在生长进程中发生变化。头长占身长（高）的比例在新生儿为 1/4，到成人后为 1/8。

2. 体型匀称

表示体型（形态）生长的比例关系，常用的指标有身高的体重（W/H）；胸围/身高（身高胸围指数）；体重（kg）/身高（cm）×1000（Quetelet 指数）；体重（kg）/［身高（cm）］^{2}×10^4（Kaup 指数，幼儿用）；年龄的体质指数（BMI/age）等。

3. 身材匀称

以坐高（顶臀长）与身高（长）的比例表示身材匀称水平，反映下肢的生长情况。坐高（顶臀长）占身高（长）的比例由出生时的 0.67 下降到 14 岁时的 0.53。

任何影响下肢生长的疾病，可使坐高（顶臀长）与身高（长）的比例停留在幼年状态，如甲状腺功能减退和软骨营养不良。

4. 指距与身高

正常时，指距略小于身高（长）。如指距大于身高 1～2cm，对诊断长骨的异常生长有参考价值，如蜘蛛样指（趾）（马方综合征）。

三、青春期的体格生长规律

青春期是从儿童到成人的过渡期，受性激素等因素的影响，体格生长出现在出生后的第二个高峰，有明显的性别差异。男孩的身高增长高峰约晚于女孩 2 年，且每年身高的增长值大于女孩，因此一般来说，男孩的最终身高比女孩高。一般男孩骨龄 15 岁、女孩骨龄 13 岁时，身长达最终身高的 95%。

不论男孩女孩，在青春期前的 1～2 年中生长速度略有减慢。女孩在乳房发育后（一般为 9～11 岁），男孩在睾丸增大后（一般为 11～13 岁）身高开始加速生长，经 1～2 年生长达第二生长高峰，此时女孩身高平均年增加 8～9cm，男孩身高平均年增加 9～10cm。在第二生长高峰期，身高增加值约为最终身高的 15%。第二生长高峰提前者身高的停止增长较早。

青春期体重的增长与身高平行，同时内脏器官增长。女性耻骨与髂骨下部的生长与脂肪堆积使臀围加大。男性则有肩部增宽、下肢较长、肌肉增强的不同体型特点。

四、体格生长评价

儿童处于快速生长发育阶段，身体形态及各部分比例变化较大。充分了解儿童各阶段生长发育的规律、特点，正确评价儿童生长发育状况，及早发现问题，给予适当的指导与干预，对促进儿童的健康生长十分重要。

（一）原则

正确评价儿童的体格生长必须做到以下几点。①选择适宜的体格生长指标：最重要和常用的形态指标为身高（长）和体重，<3 岁儿童应常规测量头

围，其他常用的形态指标有坐高（顶臀长）、胸围、上臂围、皮褶厚度等；②采用准确的测量工具及规范的测量方法；③选择恰当的生长标准或参照值：建议根据情况选择 2006 年世界卫生组织儿童生长标准或 2015 年中国 9 市儿童的体格发育数据制定的中国儿童生长参照值；④定期评估儿童生长状况，即生长监测。

（二）评价内容

儿童体格生长评价包括生长水平、生长速度以及匀称度三个方面。

1. 生长水平

将某一年龄时点所获得的某一项体格生长指标测量值（横断面测量）与生长标准或参照值比较，得到该儿童在同年龄、同性别人群中所处的位置，即为此儿童该项体格生长指标在此年龄的生长水平。所有单项体格生长指标，如体重、身高（长）、头围、胸围、上臂围等均可进行生长水平评价。

早产儿体格生长有一允许的"落后"年龄范围，但此年龄后应"追上"正常足月儿的生长。进行早产儿生长水平评价时应矫正胎龄，至 40 周胎龄（足月）后再评价，身长至 40 月龄、头围至 18 月龄、体重至 24 月龄后不再矫正。

2. 生长速度

生长速度是对某一单项体格生长指标定期连续测量（纵向观察），所获得的该项指标在某一年龄阶段的增长值即为该儿童该项体格生长指标的生长速度。以生长曲线表示生长速度最简单、直观，定期体格检查是评价生长速度的关键。这种动态纵向观察个体儿童的生长规律的方法可发现每个儿童有自己稳定的生长轨道，有个体差异。因此，生长速度的评价较生长水平更能真实反映儿童的生长状况。

3. 匀称度

匀称度是对体格生长指标之间关系的评价。

（1）体型匀称度：表示体型（形态）生长的比例关系，常用的指标身高的体重和年龄的体质指数。身高的体重表示一定身高的相应体重增长范围，间接反映身体的密度与充实度。其优点是不依赖于年龄，是判断 2 岁以内儿童营养不良和超重肥胖最常用的指标之一。年龄的体质指数，$BMI = $ 体重（kg）/身高（m）^{2}，其实际含义是单位面积中所含的体重数，表示一定身高的相应体重增长范围，间接反映体型和身材的匀称度。儿童的 BMI 随年龄而变化，需要采用根据不同年龄和性别制定的 BMI 参照标准。BMI 对>2 岁儿童超重肥胖的判断优于身高的体重。

（2）身材匀称：以坐高（顶臀高）/身高（长）的比值反映下肢生长状况。按实际测量计算结果与参照人群值计算结果比较。结果以匀称、不匀称表示。

（三）数据统计学表示方法

体格生长数据常用的统计学表示方法如下。

1. 均值离差法

正常儿童生长发育状况多呈正态分布，常用均值离差法，以平均值加减标准差（SD）来表示，如 68.3% 的儿童生长水平在均值±1SD 范围内，95.4% 的儿童在均值±2SD 范围内，99.7% 的儿童在均值±3SD 范围内。通常均值±2SD（包括总体的95%）为正常范围。

2. 百分位数法

当测量值呈偏正态分布时，百分位数法能更准确地反映所测数值的分布情况。当变量呈正态分布时，百分位数法与均值离差法两者相应数值相当接近。由于样本常呈偏正态分布，两者的相应数值略有差别。通常 $P_3 \sim P_{97}$（包括总体的94%）为正常范围。

体格生长评价广泛应用以上两种表示方法，但目前一般都用百分位数法。均值离差法计算较简单，百分位数法计算相对较复杂，但精确。

3. 标准差的离差法（Z 评分或 Z score，SDS）

可进行不同质（即不同性别、不同年龄、不同指标）的数据间比较，用偏离该年龄组标准差的程度来反映生长情况，结果表示也较精确。

$$Z=（X-\overline{X}）/SD$$

其中，X 为测得值，SD 为标准差，标准差的离差值以 ±2 以内为正常范围。Z 评分可为正值，也可为负值。

4. 中位数法

当样本变量为正态分布时中位数等于均数或第 50 百分位数。当样本变量分布不是完全正态时，选用中位数而不是算术平均数作为中间值。因此时样本中少数变量分布在一端，用算术平均数表示则对个别变量值影响大，故用中位数表示变量的平均水平较妥。

无论使用以上何种方法进行体格生长的评价都应该注意，儿童的体格生长存在个体差异，评价的标准比较宽泛，不应该将中间值（如均值、P_{50} 或者中位数等）作为评价个体或者托幼机构中群体的体格生长是否正常的标准，追求所谓的"达标"。

（四）生长曲线的应用

生长曲线图是儿科临床中使用最为广泛的体格生长评价工具。生长曲线图是将表格测量数值按离差法或百分位数法的等级绘成不同年龄、不同体格指标测量数值的曲线图，较之表格更为方便、直观，不仅可以评出生长水平，还可看出生长趋势，并能算出生长速度，便于与家长交流。

正确解释生长曲线的关键：①生长监测：定期、连续测量比一次数据更重要，可以获得个体生长轨道。②生长的个体差异：受遗传及环境条件影响，体格生长存在个体差异，多数儿童体重和身长（高）测量值应稳定地沿着自己的"轨道"进行，在 P_3 和 P_{97} 之间（或 2s）均属正常，故均值或 P_{50} 不是个体儿童生长的目标。③喂养方式：母乳喂养婴儿在初期生长可能会略低于配方奶喂养婴儿，因此评价纯母乳喂养婴儿的生长时应考虑喂养方式的影响，避免不必要的检查、过度使用配方奶补充、过早引进固体食物等。④"回归"均值趋势：约 2/3 的儿童出生体重和身长在 2~3 岁前可出现百分位值趋向 P50，但需首先复核确定测量无误。⑤生长波动：持续生长监测中出现生长曲线偏离原稳定的生长轨道超过 1 条主百分位线者为生长波动（P_{97}、P_{75}、

P_{50}、P_{25}、P_3 为主百分位线，2 条邻近主百分位线相当于 1s），需要适当增加生长监测频率，并查明原因，必要时给予营养喂养指导。⑥生长异常：当儿童生长水平或体型匀称度 <P_3 或 >P_{97}，或系列测量过程中出现生长曲线偏离原稳定的生长轨道超过 2 条主百分位线者称为生长异常，需及时寻找可能的原因，必要时应该及时转诊至上一级医疗机构或相关专科进一步诊治。

第二章　儿科疾病诊治原则

第一节　儿科病史采集和体格检查

儿科的病史采集、体格检查和记录在内容、程序、方法以及分析判断等方面具有自身的特点，故在要求上与成人有一定差别。熟练掌握与此有关的方法和技巧，是开展儿科临床诊疗工作的基础。

医学的进步以及整体诊疗水平的提高，对医生运用系统医学知识、临床基本技能及正确的临床系统思维提出了更高的要求，熟练而规范地采集病史和进行体格检查并正规书写病历，对培养临床综合能力和确立疾病的诊断十分重要。临床实验室的发展和医疗诊断设备的更新，为疾病的诊断提供了更多、更精确的手段，但准确的病史资料采集和体格检查永远是正确诊断疾病的重要基础，病历记录则是最重要的医疗证据。

值得注意的是，如遇急诊或危重病人，应在简要评估病情的前提下先抢救，待病人病情稳定后再进行完整的病史采集和全面体格检查。

一、病史采集和记录

病史采集要准确，其要点是认真听、重点问，关键是从家长或监护人提供的信息中发现对病情诊断有用的线索。在病史询问过程中态度要和蔼亲切，语言要通俗易懂，要注重与家长的沟通，要让家长感觉到医护人员对孩子的关爱，以取得家长和孩子的信任，同时要尊重家长和孩子的隐私，并为其保密。切不可先入为主，尤其不能用暗示的语言或语气诱导家长主观期望的回答，这样会给诊断造成困难。病史采集内容包括如下内容。

（一）一般内容

正确记录患儿的姓名、性别、年龄（采用实际年龄：新生儿记录天数，婴儿记录月数，1 岁以上记录几岁几个月）、种族、父母或抚养人的姓名、职业、年龄、文化程度、家庭住址及（或）其他联系方式（如电话）、病史叙述者与病儿的关系以及病史的可靠程度。

（二）主诉

用病史提供者的语言概括主要症状或体征及其时间。例如"间歇腹痛 3 天""持续发烧 5 天"。

（三）现病史

现病史为病历的主要部分。详细描述此次患病的情况，包括主要症状、病情发展和诊治经过。要特别注意以下几点。①主要症状要仔细询问，要注意问出症状的特征，如咳嗽的询问应包括：持续性还是间断性；剧烈还是轻咳；单声还是连续性、阵发性咳嗽；有无鸡鸣样吼声；有无痰及其性状；咳嗽在一日中何时较重；有无伴随症状及诱因；等等。②有鉴别意义的有关症状包括阴性症状，也要询问并记录在病史中。③要记录病后患儿的一般情况，如精神状态、吃奶或食欲情况、大小便、睡眠等以及其他系统的症状。④要记录已经做过的检查和结果。⑤要记录已经进行治疗的患儿用药的情况，如药物名称、剂量、给药方法、时间、治疗的效果及有无不良反应等。

（四）个人史

包括出生史、喂养史、生长发育史，根据不同的年龄和不同的疾病在询问时各有侧重详略。

1. 出生史

母孕期的情况；第几胎第几产；出生体重；分娩时是否足月、早产或过期产；生产方式；出生时有无窒息或产伤；Apgar 评分情况等。新生儿和小婴儿疑有中枢神经系统发育不全或智能发育迟缓等患儿，更应详细了解围生期的有关情况。

2. 喂养史

母乳喂养还是人工喂养或混合喂养，以何种乳品为主，配制方法，喂哺次数及量，断奶时间，添加辅食的时间、品种及数量，进食及大、小便情况。年长儿还应注意了解有无挑食、偏食及吃零食的习惯。了解喂养情况对患有营养性或消化系统疾病的小儿尤为重要。

3. 生长发育史

常用的生长发育指标有：体重和身高以及增长情况，前囟关闭及乳牙萌出的时间等；发育过程中何时能抬头、会笑、独坐、站立和走路；何时会有意识地叫爸爸、妈妈。学龄儿童还应询问在校学习情况和行为表现等。

（五）既往史

既往史包括既往患病史和预防接种史。

1. 既往患病史

需详细询问既往患过的疾病、患病时间和治疗结果。应着重了解传染病史，如过去曾患过麻疹而此次有发热、皮疹的患儿，在综合分析时应多考虑其他发热出疹性疾病；认真了解有无药物或食物过敏史，并详细记录，以供治疗时参考。在年长儿或病程较长的疑难病例，应对各系统进行系统回顾。

2. 预防接种史

对常规接种的疫苗均应逐一询问。何时接受过何种预防接种，具体次数，有无反应。接种非计划免疫范围的疫苗也应记录。

（六）家族史

家族中有无遗传性、过敏性或急、慢性传染病病人；如有，则应详细了解与患儿接触的情况。父母是否近亲结婚、母亲分娩情况、同胞的健康情况（死亡者应了解原因和死亡年龄）。必要时要询问家庭成员及亲戚的健康状况、家庭经济情况、居住环境、父母对患儿的关爱程度和对患儿所患疾病的认识等。

（七）传染病接触史

如疑为传染性疾病者，应详细了解可疑的接触史，包括患儿与疑诊或确诊传染病者的关系、该病人的治疗经过和转归、患儿与该病人的接触方式和时间等。了解父母对传染病的认识和基本知识也有助于诊断。

二、体格检查

为了获得准确无误的体格检查资料，在采集病史时要创造一种自然轻松的氛围，以尽可能取得患儿的合作，而医生的表现是决定父母和（或）孩子合作程度的主要因素。

（一）体格检查的注意事项

1. 询问病史

询问病史时就应该开始和患儿建立良好的关系。微笑，呼患儿的名字或小名、乳名，用表扬语言鼓励患儿或用手轻轻抚摸他，可以使患儿消除紧张心理；也可用听诊器或其他玩具逗患儿玩耍，以消除或减少恐惧，取得患儿的信任和合作；同时观察患儿的精神状态、对外界的反应及智能情况。

2. 增加患儿的安全感

为增加患儿的安全感，检查时应尽量让患儿与亲人在一起，婴幼儿可坐或躺在家长的怀里检查，检查者顺应患儿的体位。

3. 检查的顺序

检查的顺序可根据患儿当时的情况灵活掌握。由于婴幼儿注意力集中时间短，因此在体格检查时应特别记住以下要点：安静时先检查心肺听诊、心率、呼吸次数或腹部触诊等易受哭闹影响的项目，一般在患儿开始接受检查时进行；容易观察的部位随时查，如四肢、躯干、骨骼、全身浅表淋巴结等；对患儿有刺激而患儿不易接受的部位最后检查，如口腔、咽部等，有疼痛的部位也应放在最后检查。

4. 检查时的态度

检查时应态度和蔼，动作轻柔，冬天时双手及所用听诊器胸件要温暖。检查过程中既要全面仔细，又要注意保暖，不要过多暴露身体部位以免着凉。对年长儿还要照顾他们的害羞心理和自尊心。

5. 急症或危重抢救病例

对急症或危重抢救病例，应先重点检查生命体征或与疾病有关的部位，全面的体格检查最好在病情稍稳定后进行，也可边抢救边检查。

6. 防止交叉感染

小儿免疫功能差，为防止交叉感染，应先清洗双手，使用一次性或消毒后的压舌板；检查者的工作衣和听诊器要勤消毒。

（二）检查方法

1. 一般状况

在询问病史的过程中，留心观察小儿的营养发育情况、神志、表情、对周围事物的反应、皮肤颜色、体位、行走姿势和孩子的语言能力等，由此得到的资料较为真实，可供正确判断一般情况。

2. 一般测量

包括体温、呼吸、脉搏、血压，还有身长、体重、头围、胸围等。

（1）体温：可根据小儿的年龄和病情选用测温的方法。①腋下测温法：最常用，也最安全、方便，但测量的时间偏长。将消毒的体温表水银头放在小儿腋窝中，将上臂紧压腋窝，保持至少5分钟，36~37℃为正常。②口腔测温法：准确、方便，保持3分钟，37℃为正常，用于神志清楚而且配合的6岁以上小儿。③肛门内测温法：测温时间短，准确。小儿取侧卧位，下肢屈曲，将已涂满润滑油的肛表水银头轻轻插入肛门内3~4cm，测温3~5分钟，36.5~37.5℃为正常，1岁以内幼儿、不合作的儿童以及昏迷、休克患儿均可采用此方法。④耳内测温法：准确、快速，不会造成交叉感染，也不会激惹患儿，该方法目前在临床或家庭使用已较为普遍。

（2）呼吸、脉搏：应在小儿安静时进行。小儿呼吸频率可通过听诊或观察腹部起伏而得，也可将棉花少许置于小儿鼻孔边缘，观察棉花纤维的摆动，要同时观察呼吸的节律和深浅。对年长儿一般选择较浅的动脉如桡动脉来检查脉搏，婴幼儿亦可检查股动脉或通过心脏听诊来对比检测。要注意脉搏的速率、节律、强弱及紧张度。

（3）血压：测量血压时应根据不同的年龄选择不同宽度的袖带，袖带的宽度通常应为上臂长度的 1/2～2/3。袖带尺寸不合适可影响测量准确性，过宽时测得的血压值较实际值偏低，过窄时则较实际值为高。新生儿多采用振荡法电子血压计测量血压，也可用简易潮红法测量：测量时使患婴仰卧位，将气带包裹于腕部（或踝部）以上，然后用加压绑带从肢体远端指（趾）尖向上，连续包裹至气带处，打气使压力达 200 mmHg 或收缩压正常高限以上，将压力绑带去除，只见手或足的皮肤均泛白，然后以每秒钟降低 5 mmHg 的速度放气，当气带远端手（或足）的皮肤刚出现潮红时，即为平均压；若有严重贫血、水肿及明显低温，则可影响观察结果；该测量方法已逐渐被电子血压计所取代。年龄越小，血压越低。不同年龄小儿血压的正常值可用公式推算：收缩压（mmHg）= 80 +（年龄×2）；舒张压应该为收缩压的 2/3。mmHg 与 kPa 的换算为：mmHg 测定值÷7.5＝kPa 值。

3. 皮肤和皮下组织

应在自然光线下观察才准确。在保暖的前提下仔细观察身体各部位皮肤的颜色，有无苍白、黄染、发绀、潮红、皮疹、瘀点（斑）、脱屑、色素沉着，毛发有无异常，触摸皮肤的弹性、皮下组织及脂肪的厚度，有无水肿及水肿的性质。

4. 淋巴结

包括淋巴结的大小、数目、活动度、质地、有无粘连和（或）压痛等。颈部、耳后、枕部、腹股沟等部位尤其要认真检查，正常情况下在这些部位可触及单个质软的黄豆大小的淋巴结活动，无压痛。

5. 头部

（1）头颅：观察大小、形状，必要时测量头围；前囟大小及紧张度、有无凹陷或隆起；颅缝是否分离；小婴儿要观察有无枕秃和颅骨软化、血肿或颅骨缺损等。

（2）面部：有无特殊面容，眼距宽窄，鼻梁高低，注意双耳位置和形状等。

（3）眼、耳、鼻：有无眼睑水肿、下垂、眼球突出、斜视、结膜充血、眼分泌物、角膜混浊、瞳孔大小、形状、对光反射。检查双外耳道有无分泌物、局部红肿及外耳牵拉痛；若怀疑有中耳炎时应用耳镜检查鼓膜情况。观察鼻形，注意有无鼻翼扇动、鼻腔分泌物及通气情况。

（4）口腔：口唇色泽有无苍白、发绀、干燥、口角糜烂、疱疹。口腔内颊黏膜、牙龈、硬腭有无充血、溃疡、黏膜斑、鹅口疮，腮腺开口处有无红肿及分泌物，牙齿数目及龋齿数，舌质、舌苔颜色、是否有"草莓舌"等。咽部检查放在体格检查最后进行，医生一手固定小儿头部使其面对光源，一手持压舌板，在小儿张口时进入口腔，压住舌后根部，利用小儿反射性将口张大暴露咽部的短暂时间，迅速观察双侧扁桃体是否肿大，有无充血、分泌物、脓点、假膜及咽部有无溃疡、充血、滤泡增生、咽后壁脓肿等情况。

6. 颈部

检查颈部是否软，有无斜颈、短颈或颈蹼等畸形，颈椎活动情况；甲状腺有无肿大，气管位置；颈静脉充盈及搏动情况，有无颈肌张力增高或弛缓等。

7. 胸部

（1）胸廓：注意有无鸡胸、漏斗胸、肋骨串珠、肋膈沟、肋缘外翻等佝偻病的体征；胸廓两侧是否对称，心前区有无隆起、有无桶状胸，观察肋间隙是否饱满、凹陷、增宽或变窄等。

（2）肺：视诊应注意呼吸频率和节律有无异常，有无呼吸困难和呼吸深浅改变；吸气性呼吸困难时可出现吸气性凹陷，即锁骨上窝、胸骨上窝、肋间隙和剑突下在吸气时向内凹陷；呼气性呼吸困难时可出现呼气延长。对于年幼儿，可利用啼哭或说话时进行触诊。因儿童胸壁薄，叩诊反响比成人轻，故叩诊时用力要轻或可用直接叩诊法，用两个手指直接叩击胸壁。听诊时正常儿童呼吸音较成人响，呈支气管肺泡呼吸音，应注意听腋下、肩胛间区及肩胛下区有无异常，因肺炎时这些部位较易听到湿性啰音。听诊时尽量使儿童保持安静，如儿童啼哭，在啼哭后深吸气时肺炎病人常容易被闻及细湿啰音。

（3）心：视诊时观察心前区是否隆起，心尖冲动强弱和搏动范围，正常小儿心尖冲动范围在 $2\sim3cm^2$ 之内，肥胖小儿不易看到心尖冲动。触诊主要检查心尖冲动的位置及有无震颤，并应注意出现的部位和性质（收缩期、舒张期或连续性）。通过叩心界可估计心脏大小、形状及其在胸腔的位置，叩诊心界时用力要轻才易分辨清、浊音界线，3 岁以内婴幼儿一般只叩心脏左右界；叩左界时从心尖冲动点左侧起向右叩，听到浊音改变即为左界，记录为第几肋间左乳线外或内几厘米；叩右界时先叩出肝浊音界，然后在其上一肋间自右向左叩，有浊音改变时即为右界，以右胸骨线（胸骨右缘）外几厘米记录。小儿心脏听诊应在安静环境中进行，听诊器的胸件要小。小婴儿第一心音与第二心音响度几乎相等；随年龄的增长，心尖部第一心音较第二音响，而心底部第二心音超过第一心音。小儿时期肺动脉瓣区第二心音比主动脉瓣区第二心音响（P2>A2），有时可出现吸气性第二心音分裂。学龄前期及学龄儿童常于肺动脉瓣区或心尖部听到生理性收缩期杂音或窦性心律不齐。

8. 腹部

视诊在新生儿或消瘦小儿常可见到肠型或肠蠕动波，新生儿应注意脐部有无分泌物、出血、炎症、脐疝大小。触诊应尽量争取小儿的合作，可让其躺在母亲怀里或在哺乳时进行，检查者的手应温暖、动作轻柔，如小儿哭闹不止，可利用其吸气时作快速扣诊。检查有无压痛时主要观察小儿表情反应，不能完全依靠小儿回答。正常婴幼儿肝脏可在肋缘下 $1\sim2cm$ 处扪及，柔软无压痛；6~7 岁后在肋下不可触及。小婴儿偶可触及脾脏边缘。叩诊可采用直接叩诊或间接叩诊法，其检查内容与成人相同。小儿腹部听诊有时可闻及肠鸣音亢进，如有血管杂音时应注意杂音的性质、强弱及部位。

9. 脊柱和四肢

注意有无畸形、躯干与四肢的比例和佝偻病体征，如 O 形或 X 形腿、手镯、脚镯样变、脊柱侧弯等；观察手、足指（趾）有无杵状指、多指（趾）畸形等。

10. 会阴、肛门和外生殖器

观察有无畸形（如先天性无肛、尿道下裂、两性畸形）、肛裂；女孩有无阴道分泌物、畸形；男孩有无隐睾、包皮过长、过紧、鞘膜积液和腹股沟疝等。

11. 神经系统

根据病种、病情、年龄等选择必要的检查。

（1）一般检查：观察小儿的神志、精神状态、面部表情、反应灵敏度、动作语言能力、有无异常行为等。

（2）神经反射：检查新生儿期特有的反射，如吸吮反射、拥抱反射、握持反射是否存在。有些神经反射有其年龄特点，如新生儿和小婴儿期提睾反射、腹壁反射较弱或不能引出，但跟腱反射亢进，并可出现踝阵挛；2 岁以下的小儿 Babinski 征可呈阳性，但一侧阳性，另一侧阴性则有临床意义。

（3）脑膜刺激征：如颈部有无抵抗、Kemig 征和 Bmdzinski 征是否阳性，检查方法同成人，由于小儿不配合，要反复检查才能正确判定。正常小儿由于在胎内时屈肌占优势，故出生后头几个月 Kemig 征和 Bmdzinski 征也可阳性。因此，在解释检查结果的意义时一定要根据病情、结合年龄特点全面。

（三）体格检查记录方法

体格检查项目虽然在检查时无一定顺序，但结果记录应按上述顺序书写；不仅阳性体征应记录，重要的阴性体征结果也要记录。

第二节 儿科疾病治疗原则

儿童阶段是一个生长发育的连续过程，不同年龄阶段的小儿生理、病理和心理特点各异，在发病原因、疾病过程和转归等方面与成年人更有不同之处，因此在疾病的治疗和处理上须充分考虑年龄因素。不同年龄小儿的表达能力不同，更增加了儿科医护人员治疗过程中观察和判断的难度。由于小儿起病急，变化快，容易并发一个甚至多个器官或系统病变，故治疗措施既要适时、全面，又要仔细、突出重点；且在疾病的治疗过程中较成年人更需要爱心、耐心和精湛的医术，任何一个不恰当的处理方法或方式，都可能对小儿生理和心理等方面产生较长久甚至终身的不良影响，要求儿科临床工作者必须熟练掌握护理、饮食、用药和心理等各方面的治疗技术，使患儿身心顺利康复。

一、护理的原则

在疾病治疗过程中，儿科护理是极为重要的一个环节，许多治疗操作均通过护理工作来实施。良好的护理在促进患儿康复中起着很大的作用。护理工作不仅是护士的工作，儿科医师也应关心和熟悉护理工作，医护密切协作，以提高治疗效果。

（一）细致的临床观察

临床所观察到的患儿不典型的或细微的表现，都应考虑其可能存在的病理基础。如婴儿哭闹可以是正常的生理要求，也可能是疾病的表现，细致的观察是鉴别两者的关键。

（二）合理的病室安排

病室要整齐、清洁、安静、舒适，空气新鲜、流通，温度适宜。为提高治疗和护理的质量，可按年龄、病种、病情轻重和护理要求合理安排病房及病区。①按年龄分病区：如新生儿和早产儿病室、年长儿病室、小婴儿病室等。②按病种分病区：将同类病儿集中管理，传染病则按病种隔离。③按病情分病房：重危者收住抢救监护病室，恢复期病儿可集中于一室。

（三）规律的病房生活

保证充足的睡眠和休息很重要，观察病情应尽量不影响患儿的睡眠，尽可能集中时间进行治疗和诊断操作，定时进餐。

（四）预防医源性疾病

1. 防止交叉感染

医护人员在接触患儿前、后均应洗手，病室要定时清扫、消毒。

2. 防止医源性感染

正确、规范地应用导尿、穿刺等各种治疗方法，定时检查消毒设备，防止感染的发生。

3. 防止意外的发生

医护人员检查、处理完毕后要及时拉好床栏，所用物品如体温表、药杯等用毕即拿走，以免小儿玩耍误伤，喂药、喂奶要将婴儿抱起，避免呛咳、呕吐引起窒息。

二、饮食治疗原则

根据病情选择适当的饮食有助于治疗和康复；不当的饮食可使病情加重，甚至危及生命；母乳是婴儿最佳食品；在疾病时，母乳喂养儿应继续喂以母乳。母乳以外的食品如下。

（一）乳品

1. 各种婴儿或早产儿配方奶

供新生儿、早产儿食用。

2. 脱脂奶

半脱脂或全脱脂奶，脂肪含量低，只供腹泻时或消化功能差者短期食用。

3. 酸奶

牛乳加酸或经乳酸杆菌发酵成酸奶，其蛋白凝块小、易消化，供腹泻及消化力弱的病儿食用。

4. 豆奶

适用于乳糖不耐受和牛乳过敏的小儿。

5. 无乳糖奶粉

无乳糖奶粉（不含乳糖，含蔗糖、葡萄糖聚合体、麦芽糖糊精、玉米糖浆），长期腹泻、有乳糖不耐受的婴儿应使用无乳糖奶粉。

6. 低苯丙氨酸奶粉

用于确诊为苯丙酮尿症的婴儿。

7. 氨基酸配方奶或深度水解奶

用于牛奶蛋白过敏等。

（二）一般膳食

1. 普通饮食

普通饮食应采用易消化、营养丰富、热能充足的食物。

2. 软食

将食物烹调得细、软、烂，介于普通饮食和半流质饮食之间，如稠粥、烂饭、面条、馒头、肉末、鱼羹等，使之易于消化，适用于消化功能尚未完全恢复或咀嚼能力弱的病儿。

3. 半流质饮食

呈半流体状或羹状，介于软食和流质饮食之间，由牛乳、豆浆、稀粥、烂面、蒸蛋羹等组成，可另加少量饼干、面包，适用于消化功能尚弱，不能咀嚼吞咽大块固体食物的病儿。

4. 流质饮食

全部为液体，如牛乳、豆浆、米汤、蛋花汤、藕粉、果汁、牛肉汤等，不需咀嚼就能吞咽，且易于消化吸收，适用于高热、消化系统疾病、急性感染、胃肠道手术后的病儿，亦可用于鼻饲。流质饮食供热能与营养素均低，只能短期应用。

（三）特殊膳食

1. 少渣饮食

纤维素含量少，对胃肠刺激性小，易消化，适用于胃肠感染、肠炎病儿。

2. 无盐及少盐饮食

无盐饮食每日食物中含盐量在 3g 以下，烹调膳食不另加食盐；少盐饮食则每天额外供给 1g 氯化钠，供心力衰竭和肝、肾疾病导致的水肿患儿食用。

3. 贫血饮食

每日增加含铁食物，如动物血、动物肝、各种肉类等。

4. 高蛋白膳食

在一日三餐中添加富含蛋白质的食物，如鸡蛋、鸡、瘦肉、肝或豆制品等，适用于营养不良、消耗性疾病患儿。

5. 低脂肪饮食

膳食中不用或禁用油脂、肥肉等，适用于肝病患儿。

6. 低蛋白饮食

膳食中减少蛋白质含量，以糖类如马铃薯、甜薯、水果等补充热量，用于尿毒症、肝性脑病和急性肾炎的少尿期患儿。

7. 低热能饮食

一日三餐的普通饮食中减少脂肪和糖类的含量，又要保证蛋白质和维生素的需要量，可选用鱼、蛋、豆类、蔬菜和瘦肉等，用于单纯性肥胖症的小儿。

8. 代谢病专用饮食

如不含乳糖食物用于半乳糖血症病儿，低苯丙氨酸奶用于苯丙酮尿症小儿，糖尿病饮食等。

（四）检查前饮食

在进行某些化验检查前对饮食有特别的要求。

1. 潜血膳食

连续 3 天食用不含肉类、动物肝脏、血和绿叶蔬菜等的饮食，用于消化道出血的检查。

2. 胆囊造影膳食

用高蛋白、高脂肪膳食如油煎荷包蛋等使胆囊排空，以检查胆囊和胆管功能。

3. 干膳食

食用米饭、馒头、鱼、肉等含水分少的食物，以利于尿浓缩功能试验和 12 小时尿细胞计数等检查。

（五）禁食

因消化道出血或术后等原因不能进食的小儿，应注意静脉供给热量，并注意水、电解质平衡。

（六）肠内营养支持

指经口或以管饲的方法将特殊的配方直接注入胃、十二指肠或空场。肠内营养主要用于经口进食不能满足能量和营养需求，而又保留胃肠道功能的患儿。与肠外营养相比较，肠内营养有许多优点，能保持胃肠道功能、费用低、容易管理及安全性高等。当经口进食能满足能量和营养需求、生长发育能达到相应年龄时，可停止肠内营养。选择原则：肠内营养应保证能量和营养的均衡摄入，以适应儿童的正常生长发育；所需营养素应该与同年龄组健康人群摄入量一致，常用标准儿童营养液。对于特殊病人，如食物过敏或先天性代谢缺陷者，可采用特殊的肠内营养配方。选择肠内营养配方时还应考虑营养和能量的需求；食物不耐受与过敏情况；胃肠道功能；肠内配方给以的部位和途径；使用期间还需进行相关并发症的监测。

（七）肠外营养支持

肠外营养支持用于经口进食或肠内营养不能提供足够营养的患儿，其目的是预防和纠正营养不良、维持正常的生长发育，是维持生命的重要措施。全部采用肠道外营养时，称全肠道外营养。肠道外营养可产生相关的副作用，如导管相关的感染、胆汁淤积等；如肠内营养和人工喂养能够达到提供营养的目的，就不需要进行肠外营养；只要临床有可能，肠外营养应与一定量的肠内营养相结合，即部分肠道外营养，即使只是少量的肠道喂养（微量肠道营养），其效果也显著优于单纯全肠道外营养。临床上常根据病人的病情制定相应的个体化实施方案。

三、药物治疗原则

药物是治疗儿科疾病的很重要的手段，而其副作用、过敏反应和毒性作用常会对机体产生不良影响。药物作用的结果，不仅取决于药物本身的性质，且与病人的功能状态密切相关。儿童在体格发育和器官功能成熟方面都处于不断变化的过程中，具有独特的生理特点，对药物有特殊的反应性。因此，对小儿不同年龄的药动学和药效学的深入了解、慎重选择药物和合适的剂量十分重要；掌握药物的性能、作用机制、毒副作用、适应证和禁忌证，以及精确的剂量计算和适当的用药途径，是儿科用药的重要环节。

与成年人用药不同，由于儿童发育是连续的、非线性过程，年龄因素引起的生理差异在很大程度上影响药物的吸收、分布、代谢和排泄；而目前儿科用药多数属于处方说明书以外的使用，缺乏明确的药动学和药效学资料。发育药理学是近年来发展较快的一门研究儿童用药的学科，其主要研究内容也强调了儿童随年龄变化而显示的用药分布、作用机制和治疗特点。

（一）小儿药物治疗的特点

由于药物在体内的分布受体液的 pH、细胞膜的通透性、药物与蛋白质的结合程度、药物在肝脏内的代谢和肾脏排泄等因素的影响，小儿的药物治疗具有下述特点。

1. 药物在组织内的分布因年龄而异

如巴比妥类、吗啡、四环素在幼儿脑浓度明显高于年长儿。

2. 小儿对药物的反应因年龄而异

吗啡对新生儿呼吸中枢的抑制作用明显高于年长儿，麻黄碱使血压升高的作用在未成熟儿却低得多。

3. 肝脏解毒功能不足

特别是新生儿和早产儿，肝脏酶系统发育不成熟，对某些药物的代谢延长，药物的半衰期延长，增加了药物的血浓度和毒性作用。

4. 肾脏排泄功能不足

新生儿特别是未成熟儿的肾功能尚不成熟，药物及其分解产物在体内滞留的时间延长，增加了药物的毒、副作用。

5. 先天遗传因素

要考虑家族中有遗传病史的患儿对某些药物的先天性异常反应；如有耳聋基因异常者，氨基苷类药物应用易导致耳聋；对家族中有药物过敏史者要慎用某些药物。

（二）药物选择

选择用药的主要依据是小儿年龄、病种和病情，同时要考虑小儿对药物的特殊反应和药物的远期影响。

1. 抗生素

小儿容易患感染性疾病，故常用抗生素等抗感染药物。儿科工作者既要掌握抗生素的药理作用和用药指征，更要重视其毒、副作用的一面。对个体而言，除抗生素本身的毒、副作用而外，过量使用抗生素还容易引起肠道菌群失衡，使体内微生态紊乱，引起真菌或耐药菌感染；对群体和社会来讲，广泛、长时间地滥用广谱抗生素，容易产生微生物对药物的耐受性，进而对人们的健康产生极为有害的影响。临床应用某些抗生素时必须注意其毒、副作用，如肾毒性、对造血功能的抑制作用等。

2. 肾上腺皮质激素

短疗程常用于过敏性疾病、重症感染性疾病等；长疗程则用于治疗肾病综合征、某些血液病、自身免疫性疾病等。哮喘、某些皮肤病则提倡局部用药。在使用中必须重视其副作用：①短期大量使用可掩盖病情，故诊断未明确时一般不用；②较长期使用可抑制骨骼生长，影响水、电解质、蛋白质、脂肪代谢，也可引起血压增高和库欣综合征；③长期使用除以上副作用外，尚可导致肾上腺皮质萎缩，可降低免疫力使病灶扩散；④水痘患儿禁用糖皮质激素，以防加重病情。

3. 退热药

一般使用对乙酰氨基酚和布洛芬，剂量不宜过大，可反复使用。婴儿不宜使用阿司匹林，以免发生 Reye 综合征。

4. 镇静止喘药

在患儿高热、烦躁不安等情况下可考虑给予镇静药。发生惊厥时可用苯巴比妥、水合氯醛、地西泮等镇静止惊药。

5. 镇咳止喘药

婴幼儿一般不用镇咳药，多用祛痰药口服或雾化吸入，使分泌物稀释、易于咳出。哮喘病儿可局部吸入 β_2 受体激动剂类药物。

6. 止泻药与泻药

对腹泻患儿慎用止泻药，除用口服补液疗法防治脱水和电解质紊乱外，可适当使用保护肠黏膜的药物，或辅以微生态制剂以调节肠道的微生态环境。小儿便秘一般不用泻药，多采用调整饮食和松软大便的通便法。

7. 乳母用药

阿托品、苯巴比妥、水杨酸盐、抗心律失常药、抗癫痫药、抗凝血药等可经母乳影响哺乳婴儿，应慎用。

8. 新生儿、早产儿用药

幼小婴儿的肝、肾等代谢功能均不成熟，不少药物易引起毒、副作用，如磺胺类药可竞争白蛋白，使高胆红素血症中枢损害的风险增加、维生素 K_3 可引起溶血和黄疸、氯霉素可引起"灰婴综合征"等，故应慎重。

(三) 给药方法

根据年龄、疾病及病情选择给药途径、药物剂型和用药次数，以保证药效和尽量减少对病儿的不良影响。在选择给药途径时，应尽量选用患儿和患儿家长可以接受的方式给药。

1. 口服法

口服法是最常用的给药方法。幼儿用糖浆、水剂、冲剂等较合适，也可将药片捣碎后加糖水吞服，年长儿可用片剂或药丸。给小儿喂药时最好将小儿抱起或头略抬高，以免呛咳时将药吐出。病情需要时可采用鼻饲给药。

2. 注射法

比口服法奏效快，但对小儿刺激大，肌内注射次数过多还可造成臀肌挛缩，影响下肢功能，故非病情必需不宜采用。肌内注射部位多选择臀大肌外上方；静脉推注多在抢救时应用；静脉滴注可使药物迅速达到有效血浓度，是住院病人常用的给药途径，使用时应根据年龄大小、药物半衰期、病情严重程度控制滴速和给药间隔。

在抗生素应用时间较长时，提倡使用序贯疗法，以提高疗效和减少抗生素的副作用。

3. 外用药

以软膏为多，也可用水剂、混悬剂、粉剂等。要警惕小儿用手抓摸药物，误入眼、口容易引起意外。

4. 其他方法

肺泡表面活性物质，主要用于新生儿呼吸窘迫综合征，通过气道给药。雾化吸入常用于支气管哮喘病人；灌肠法小儿采用不多，可用缓释栓剂；含剂、漱剂很少用于小龄儿，年长儿可采用。

（四）药物剂量计算

小儿用药剂量较成人更须准确。可按以下方法计算。

1. 按体重计算

按体重计算是最常用、最基本的计算方法，可算出每日或每次需用量：每日（次）剂量＝病儿体重（kg）×每日（次）每千克体重所需药量。需连续应用数日的药，如抗生素、维生素等，都按每日剂量计算，再根据药物半衰期分次服用；而临时对症治疗用药如退热、催眠药等，常按每次剂量计算。病儿体重应以实际测得值为准。年长儿按体重计算如已超过成人量，则以成人量为上限。

2. 按体表面积计算

此法较按年龄、体重计算更为准确，因其与基础代谢、肾小球滤过率等生理活动的关系更为密切。小儿体表面积计算公式如下。

如体重≤30kg，小儿的体表面积（m^2）＝体重（kg）×0.035+0.1。

如体重>30kg，小儿体表面积（m^2）＝［体重（kg）−30］×0.02+1.05。

3. 按年龄计算

剂量幅度大、不需十分精确的药物，如营养类药物等可按年龄计算，比较简单易行。

4. 从成人剂量折算

小儿剂量＝成人剂量×小儿体重（kg）/50，此法仅用于未提供小儿剂量的药物，所得剂量一般都偏小，故不常用。

采用上述任何方法计算的剂量，还必须与病儿具体情况相结合，才能得出比较确切的药物用量，如：新生儿或小婴儿肾功能较差，一般药物剂量宜偏小；但对新生儿耐受较强的药物如苯巴比妥，则可适当增大用量；需通过血-脑屏障发挥作用的药物，如治疗化脓性脑膜炎的磺胺类药或青霉素类药物剂量也应相应增大。用药目的不同，剂量也不同，如阿托品用于抢救中毒性休克时的剂量要比常规剂量大几倍到几十倍。

四、心理治疗原则

儿童心理治疗是指根据传统的和现代的心理分析与治疗理论而建立的系统治疗儿童精神问题的方法，可分为个体心理治疗、群体治疗和家庭治疗等；包括儿童心理、情绪和行为问题、精神性疾病和心身性疾病等。

随着医学模式的转变，对小儿的心理治疗或心理干预不再仅是儿童心理学家和儿童精神病学家的工作，而应该贯穿于疾病的诊治过程中。由于心理因素在儿科疾病的治疗、康复中的重要性和普遍性越来越明显，要求儿科工作者在疾病的治疗中重视各种心理因素，学习儿童心理学的基本原理，掌握临床心理治疗和心理护理的基本方法。

儿童的心理、情绪障碍，如焦虑、退缩、抑郁和恐怖等，常常发生在一些亚急性、慢性非感染性疾病的病程中，尤其是在神经系统、内分泌系统、消化系统、循环和泌尿系统等疾病中，在门诊及住院治疗的过程中容易发生心理和情绪障碍。心理和情绪障碍既是疾病的后果，又可能是使病情加重或是使治疗效果不佳的原因之一。心身性疾患产生的一些突出症状，如慢性头痛、腹痛、腹泻等常与器质性病变相交织，使已经存在的疾患变得更加顽固和复杂。

常用的心理治疗包括支持疗法、行为疗法、疏泄法等，对初次治疗者要细心了解、观察，不强求儿童改变其行为以适合治疗者的意愿，要尊重儿童有自我改善的潜在能力，以暗示和循循善诱帮助儿童疏泄其内心郁积的压抑，激发其情绪释放，以减轻其心理和精神障碍的程度，促进原发病的康复。

患病使小儿产生心理负担，又进入陌生的医院环境，容易焦虑、紧张甚至恐怖。常见的症状为出现哭闹或沉默寡言、闷闷不乐，有的患儿拒谈、拒绝治疗或整夜不眠。安静、舒适和整洁的环境、亲切的语言、轻柔的动作、和蔼的面孔和周到的服务是改善患儿症状的关键。护理人员应通过细致的观察使心理护理个体化，获得患儿的信任和配合，促进疾病的痊愈和身心的康复。

五、伦理学原则

病人应当享有治疗权、知情权、不受伤害权、自主权和隐私权，保护和实现这些权利是医学道德和伦理学基本要求。10 余年来，伦理问题受到高度重视。儿科医务人员必须考虑儿科工作的特点和患儿及其家属的心理、社会需要，在医疗过程中注意与成人治疗的区别，需要加强伦理学的视角，在工作中不断地学会站在病人的角度多为病人着想并且配合护理工作者开展医疗工作，以规范化的医疗服务于临床，以人性化的服务让病人满意、放心，本着为患儿终身负责的精神，做好每项医疗护理工作。

（一）自主原则与知情同意

现代儿科学比较强调儿童在医疗选择上的自主权，伦理学认为，一个行为个体是否应该具有医疗选择的自主权，并不取决于行为个体的年龄，而取决于行为个体是否具有行为能力。儿童有愿望、有能力体现个人自主权，而医师有责任在诊疗、预防及科研等各个领域对儿童自主权予以尊重。

（二）体检的伦理学问题

青春期是人生的重要转折期，处于青春发育期的青少年虽然还没有成年，但已经具备行为能力。躯体、心理都是一个逐渐成熟的过程，这需要医务工作者不要忽视从医学伦理学的角度去思考，从而使青春期儿童的诊疗更具人性化。对于青春期儿童，应注意尊重保密和保护个人隐私；尊重儿童自主权，这对敏感的青春期儿童尤为重要。

在毫无遮挡的情况下对患儿暴露体检，是忽视儿童隐私权的表现。体检中，应注意避免暴露与检查无关的部位，并使患儿乐于配合；在检查异性、畸形病人时，医师要注意态度庄重。

第三章　新生儿疾病

第一节　新生儿缺氧缺血性脑病

新生儿缺氧缺血性脑病（hypoxic-ischemic encephalopathy，HIE）是指围生期窒息引起的部分或完全缺氧、脑血流减少或暂停而导致胎儿或新生儿脑损伤，有特征性的神经病理和病理生理改变以及临床上脑病症状。HIE 的发生率报道不一：我国足月儿约为活产儿的 3%～6%，与发达国家相似（3%～5%），其中 15%～20% 患儿在新生儿期死亡，存活者中的 20%～30% 可能遗留不同程度的神经系统后遗症。因此，尽管近年来围生医学已取得巨大进展，HIE 仍是导致新生儿急性死亡和慢性神经系统损伤的主要原因之一。

一、病因

缺氧是 HIE 发病的核心，其中围生期窒息是最主要的病因。此外，出生后肺部疾患、心脏病变及大量失血或重度贫血等严重影响机体氧合状态的新生儿疾病也可引起 HIE。

（一）脑血流改变

当缺氧缺血为部分或慢性时，体内血液出现重新分配，以保证心、脑等重要器官血液供应，而肺、肾、胃肠道等相对次重要器官受损。随着缺氧时间延长，这种代偿机制丧失，脑血流最终因心功能受损、全身血压下降而锐减，并出现第 2 次血流重新分配，即大脑半球血流减少，以保证代谢最旺盛部位，如基底神经节、脑干、丘脑及小脑的血供，而大脑皮质矢状旁区及其下面的白质（大脑前、中、后动脉的边缘带）受损。如窒息为急性完全性，则上述代偿机制不会发生，脑损伤发生在基底神经节等代谢最旺盛的部位，而大脑皮质不受影响，甚至其他器官也不会发生缺血损伤。这种由于脑组织内在特性不同而具有对损害特有的高危性称选择性易损区，且处于发育早期的脑组织更易受损。足月儿的易损区在大脑矢状旁区的脑组织；早产儿的易损区则位于脑室周围的白质区。

（二）脑血管自主调节功能障碍

脑血管具有自主调节功能，以维持相当稳定的脑血流，但新生儿，尤其是早产儿本身自主调节功能较差。当出现缺氧缺血和高碳酸血症时可导致脑血管自主调节功能障碍，形成"压力被动性脑血流"，即脑血流灌注随全身血压的变化而波动。当血压高时，脑血流过度灌注可致颅内血管破裂出血；当血压下降、脑血流减少时，则引起缺血性脑损伤。

（三）脑组织代谢改变

葡萄糖占人类脑组织能量氧化供能的99%，但脑组织储存糖原很少；且新生儿脑重量占体重的比例远高于成人，故耗氧量和耗能量占全身比例更高。正常情况下，85%~95%的脑组织能量由葡萄糖氧化产生，其余的经无氧酵解转化为乳酸；而有氧代谢时每分子葡萄糖产能是无氧酵解时的19倍。缺氧时，由于脑组织无氧酵解增加，组织中乳酸堆积、能量产生急剧减少，最终引起能量衰竭并导致脑细胞死亡的瀑布样反应：①细胞膜上钠-钾泵、钙泵功能不足，使 Na^+、水进入细胞内，造成细胞毒性脑水肿。②Ca^{2+} 通道开启异常，大量 Ca^{2+} 进入细胞内，导致脑细胞不可逆的损害，同时还可激活某些受其调节的酶，引起胞质膜磷脂成分分解，从而进一步破坏脑细胞膜的完整性及通透性。③当脑组织缺血时，三磷酸腺苷（ATP）降解，腺苷转变为次黄嘌呤；当脑血流再灌注期重新供氧，次黄嘌呤在次黄嘌呤氧化酶的作用下产生氧自由基。④能量持续衰竭时，兴奋性氨基酸尤其是谷氨酸在细胞外聚积产生毒性作用，进一步诱发上述生化反应，引起细胞内 Na^+、Ca^{2+} 内流，自由基生成增多，以及脑血流调节障碍等相继发生，最终导致脑细胞水肿、凋亡和坏死。

二、病理学改变

病变的范围、分布和类型主要取决于损伤时脑组织成熟度、严重程度及持续时间。①脑水肿：为早期主要的病理改变。②选择性神经元死亡，包括凋亡和坏死及梗死：足月儿主要病变在脑灰质，包括脑皮质（呈层状坏死）、海马、基底节、丘脑、脑干和小脑半球，后期表现为软化、多囊性变或瘢痕形成。③出血：包括脑室、原发性蛛网膜下腔、脑实质出。④早产儿主要表现为脑室周围白质软化（PVL）、脑室周围-脑室内出血、脑室扩大和脑室周围终末静脉出血。PVL 包括局灶性和弥漫性，前者主要位于侧脑室的额部、体部和枕部三角区，包括囊性和非囊性病变，其中非囊性病变是临床上最常见的形式，而囊性病变是更严重的损伤形式。

三、临床表现

临床症状因新生儿日龄、损伤严重程度及持续时间而异。

根据新生儿的意识、肌张力、原始反射改变、有无惊厥、病程及预后等将 HIE 分为轻、中、重三度。

急性损伤、病变在两侧大脑半球者，症状常发生在出生后 24 小时内，其中 50%~70%可发生惊厥，特别是足月儿。惊厥最常见的表现形式为轻微发作型或多灶性阵挛型，严重者为强直型，同时有前囟隆起等脑水肿症状、体征。病变在脑干、丘脑者，可出现中枢性呼吸衰竭、瞳孔缩小或扩大、顽固性惊厥等脑干症状，并且常在 24~72 小时病情恶化或死亡。少数患儿在宫内已发生缺血缺氧性脑损伤，出生时 Apgar 评分可能正常，多脏器受损不明显，但出生后数周或数月逐渐出现神经系统受损症状和体征。

四、辅助检查

(一) 血气分析

新生儿出生时应取脐动脉血行血气分析，pH 减低可反映胎儿宫内缺氧和酸中毒程度；碱剩余（BE）和二氧化碳分压（PCO_2）有助于识别酸中毒性质。

（二）脑影像学检查

1. B 超

具有无创、价廉、可在床边操作和进行动态随访等优点，有助于了解脑水肿、基底核和丘脑、脑室内及其周围出血、白质软化等病变，但对矢状旁区损伤不敏感。可在 HIE 病程早期（72 小时内）进行，并动态监测。

2. CT

有助于了解颅内出血的范围和类型，对于脑水肿、基底核和丘脑损伤、脑梗死等有一定的参考作用。最适检查时间为出生后 4~7 天，但不能床边检查，且辐射较重。

3. 磁共振成像（MRI）

无放射线损伤，对脑灰质、白质的分辨率异常清晰，且轴位、矢状位及冠状位成像，能清晰显示 B 超或 CT 不易探及的部位，对于矢状旁区损伤尤为敏感，为判断足月儿和早产儿脑损伤的类型、范围、严重程度及评估预后提供了重要的影像学信息，应尽可能在早期（出生后 48 小时内）进行。弥散加权磁共振对早期缺血脑组织的诊断更敏感，在出生后第 1 天即可显示病变性质。

（三）脑电生理检查

1. 脑电图

HIE 表现为脑电活动延迟（落后于实际胎龄）、异常放电，背景活动异常（以低电压和爆发抑制为主）等。应在出生后 1 周内检查，可客观反映脑损害的严重程度、判断预后以及有助于惊厥的诊断。

2. 振幅整合脑电图（aEEG）

aEEG 是常规脑电图的一种简化形式，具有简便、经济、可床边连续监测危重新生儿脑功能等优点，可评估 HIE 程度及预测预后。

五、诊断

目前诊断是按照 2005 年中华医学会儿科学会分会新生儿学组修订的新生儿 HIE 诊断标准，具体如下。①有明确的可导致胎儿宫内窘迫的异常产科病史，以及严重的胎儿宫内窘迫表现［胎心率<100 次/分，持续 5 分钟以上和（或）羊水Ⅲ度污染］，或者在分娩过程中有明显窒息史。②出生时有重度窒息，指 Apgar 评分 1 分钟≤3 分，延续至 5 分钟时仍≤5 分，出生时脐动脉血气 pH≤7.00。③出生后不久出现神经系统症状，并持续至 24 小时以上，如意识改变（过度兴奋、嗜睡、昏迷）、肌张力改变（增高或减弱）、原始反射异常（吸吮、拥抱反射减弱或消失），病重时可有惊厥、脑干症状（呼吸节律改变、瞳孔改变、对光反射迟钝或消失）和前囟张力增高。④排除电解质紊乱、颅内出血和产伤等原因引起的抽搐，以及宫内感染、遗传代谢性疾病和其他先天性疾病所引起的脑损伤。同时具备以上 4 条者可确诊，如第④条暂时不能确定者可作为拟诊病例。目前尚无早产儿 HIE 诊断标准。

六、治疗

（一）支持疗法

①维持良好的通气功能是支持疗法的中心，保持 PaO_2 >60~80 mmHg、$PaCO_2$ 和 pH 在正常范围；根据血气结果给予不同方式的氧疗。②维持脑和全身良好的血流灌注是支持疗法的关键措施，避免脑灌注过低、过高或波动。低血压可用多巴胺、多巴酚丁胺等血管活性药物使血压维持在正常范围，以保证充足、稳定的脑灌注。③维持血糖在正常范围。

（二）控制惊厥

惊厥是重度 HIE 的常见症状。控制惊厥有助于降低脑细胞代谢，首选苯巴比妥，负荷量为 20 mg/kg，于 15~30 分钟静脉滴入，若不能控制惊厥，1

小时后可加 10 mg/kg，12~24 小时后给维持量，每日 3~5 mg/kg。肝功能不良者改用苯妥英钠，剂量同苯巴比妥。顽固性抽搐者加用咪达唑仑，每次 0.1~0.3 mg/kg 静脉滴注或加用水合氯醛 50mg/kg 灌肠。

（三）治疗脑水肿

避免输液过量是预防和治疗脑水肿的基础，每日输入液体总量不超过 60~80mL/kg。颅内压增高时，首选利尿剂呋塞米，每次 0.5~1mg/kg，静脉注射；严重者可用 20% 甘露醇，每次 0.25~0.5g/kg，静脉注射，每 6~12 小时 1 次，连用 3~5 天。一般不主张使用糖皮质激素。

（四）亚低温治疗

亚低温治疗是指用人工诱导方法将体温下降 2~5℃，以降低能量消耗、减少细胞外谷氨酸、氧化反应而达到保护脑细胞作用，是目前国内外唯一证实其安全性、有效性的治疗新生儿 HIE 措施，可降低严重 HIE 的伤残率和死亡率。应用指征为中、重度足月新生儿；有头部或全身亚低温两种；治疗窗应于出生后 6 小时内，即二次能量衰竭间期，且越早疗效越好，持续 72 小时。

（五）其他治疗

重组人类红细胞生成素、干细胞等治疗尚处于临床试验阶段。

（六）新生儿期后治疗

病情稳定后尽早行智力和体能的康复训练，有利于促进脑功能恢复，减少后遗症。

七、预后和预防

本病预后与 Apgar 评分水平，病情严重程度，抢救是否正确、及时有关。Apgar 评分小于或等于 3 分并持续至 15 分钟或以上，惊厥、意识障碍、脑干症状持续时间超过 1 周，脑电图持续异常者死亡率高，幸存者常遗留有不同程度的运动或智力障碍、癫痫等后遗症。加强母亲围生期保健，积极推广新法复苏，防治围生期窒息是预防本病的主要方法。

第二节　新生儿颅内出血

新生儿颅内出血是新生儿尤其早产儿的常见疾病，也是严重脑损伤的常见形式。其病死率高，严重者常留有神经系统后遗症。

一、病因和发病机制

（一）早产

胎龄 32 周以下的早产儿脑处于发育时期。在脑室周围的室管膜下及小脑软脑膜下的颗粒层均留存胚胎生发基质（germinal matrix，GM），是神经元增殖的部位，其有以下几个特点：①脑血流缺乏自主调节功能，呈压力被动性脑血流。当脑血流或压力突然改变时，即动脉压力升高时，脑血流量增加，导致毛细血管破裂出血；当动脉压力降低时，脑血流量减少，引起毛细血管缺血性损伤出血。②该组织是一未成熟的毛细血管网，其血管壁仅有一层内皮细胞，缺少胶原和弹力纤维支撑，易于破裂。③GM 血管壁的内皮细胞富含线粒体，耗氧量大，对缺氧及酸中毒十分敏感。当窒息缺氧、酸中毒时，可导致毛细血管破裂、出血。④小静脉系统呈 U 形回路汇聚于 Galen 静脉。该种特殊血流走向易导致血流缓慢或停滞、毛细血管床压力增加而出血。⑤纤维溶解蛋白活性增加。32 周以后 GM 逐步退化形成神经胶质细胞，构成出生后脑白质的基础。

（二）缺血缺氧

窒息时低氧或高碳酸血症可损害脑血流的自主调节功能，形成压力被动性脑血流以及脑血管扩张，引起血管内压增加，毛细血管破裂，或静脉淤滞、血栓形成，脑静脉血管破裂出血。

（三）损伤性

这种情况主要为产伤所致，如胎位不正、胎儿过大、急产、产程延长等，或使用高位产钳术、胎头吸引器、臀牵引等机械性损伤均可使天幕、大脑镰撕裂和脑表浅静脉破裂而导致硬膜下或颅内出血。其他如头皮静脉穿刺、吸痰、气管插管等频繁操作或机械通气时呼吸机参数设置不当等，可导致脑血流动力学突然改变或自主调节受损，引起毛细血管破裂而出血。同时早产儿血管自主调节范围窄，当血压突然改变较大时可导致出血。

（四）其他

新生儿肝功能不成熟、凝血因子不足或患其他出血性疾病，如同族免疫性或自身免疫性血小板减少性紫癜；母孕期患绒毛膜或羊膜囊炎，使用苯妥英钠、苯巴比妥、利福平等药物引起新生儿血小板或凝血因子减少；使用葡萄糖酸钙、甘露醇、碳酸氢钠等高渗溶液导致毛细血管破裂等。

二、临床表现

临床表现主要与出血部位和出血量有关：轻者可无症状，大量出血者可在短期内病情恶化而死亡。常见的症状与体征如下。①神志改变：激惹、嗜睡或昏迷。②呼吸改变：增快或减慢，不规则或暂停。③颅内压力增高：前囟隆起、血压增高、抽搐、角弓反张、脑性尖叫。④眼征：凝视、斜视、眼球震颤等。⑤瞳孔：不等大或对光反射消失。⑥肌张力：增高、减弱或消失。⑦其他：不明原因的苍白、贫血和黄疸。

根据颅内出血部位不同，临床上分为以下几种类型。

（一）脑室周围-脑室内出血

脑室周围-脑室内出血（periventricular - intraventricular hemorrhage，PVH-IVH）是早产儿颅内出血中常见的一种类型，也是引起早产儿死亡和伤残的主要原因之一，主要见于胎龄小于 32 周、体重低于 1500 g 的早产儿，且胎龄越小、发病率越高。据报道，出生体重 <1500 g 的早产儿发病率约为 17.5%；2%~3% 的 PVH-IVH 可发生于足月儿，主要源于脉络丛，由损伤或窒息所致。近年来，由于产前皮质类固醇、出生后表面活性物质、吲哚美辛的应用，以及脐带结扎延期、温和通气等策略的实施，PVH-IVH 发病率或严重性已明显降低。头颅影像学将 PVH-IVH 分为 4 级。Ⅰ 级：室管膜下生发基质出血。Ⅱ 级：脑室内出血，但无脑室扩大。Ⅲ 级：脑室内出血伴脑室扩大。Ⅳ 级：脑室扩大伴脑、室旁白质损伤或脑室周围终末静脉出血性梗死。出血发生的时间 50% 在出生后第 1 天，90% 在出生后 72 小时内，仅少数发病时间更晚。PVH-IVH 中 25%~35% 发生出血性脑积水，主要发生于 Ⅲ~Ⅳ 级 PVH-IVH，是由于血液或血液小凝块阻塞中脑导水管，导致中脑导水管以上部位梗阻，双侧侧脑室、第三脑室扩大，脑实质受压、脑皮质变薄。临床上出现头围迅速增大、前囟饱满、颅缝分离，并遗留智力、运动发育障碍等后遗症。典型病例通常发生在初次出血后的 2~6 周。

（二）原发性蛛网膜下腔出血（primary subarachnoid hemorrhage，SAH）

出血原发部位在蛛网膜下腔内，不包括硬膜下、脑室内或小脑等部位出血后向蛛网膜下腔扩展。SAH 在新生儿中十分常见，尤其是早产儿，与缺氧、酸中毒、产伤等因素有关。由于出血常为缺氧引起，蛛网膜下腔的毛细血管内血液外渗，而非静脉破裂，故大多数出血量少，无临床症状，预后良好；部分典型病例表现为出生后第 2 天抽搐，但发作间歇正常。极少数大量出血者可出现反复中枢性呼吸暂停、惊厥、昏迷，于短期内死亡。该病主要的后遗症为交通性或阻塞性脑积水。

（三）脑实质出血（intraparenchymal hemorrhage，IPH）

常见于足月儿，多因小静脉栓塞后毛细血管内压力增高、破裂而出血。由于出血部位和量不同，临床症状差异很大：少量点片状出血，临床上可无明显症状；脑干出血早期可发生瞳孔变化、呼吸不规则和心动过缓等，但前囟张力可不高。当出血部位液化形成囊肿并与脑室相通时，引起脑穿通性囊肿。主要后遗症为脑性瘫痪、癫痫和智力或运动功能发育迟缓。由于支配下肢的神经传导束邻近侧脑室，向外依次为躯干、上肢、面部神经的传导束，故下肢运动障碍多见。

（四）硬膜下出血（subdural hemorrhage，SDH）

多由于机械损伤导致硬膜下血窦及附近血管破裂而出血，是产伤性颅内出血最常见的类型，多见于足月巨大儿或臀位异常难产、高位产钳助产儿。近年来由于产科技术提高，其发生率已明显下降。出血量少者可无症状；出血量较多者一般在出生 24 小时后出现惊厥、偏瘫和斜视等神经系统症状。严重的小脑幕、大脑镰撕裂和大脑表浅静脉破裂导致严重后颅凹出血，可引起脑干压迫症状，患儿可在出生后数小时内死亡。也有在新生儿期症状不明显，而数月后发生慢性硬脑膜下积液的病例。

（五）小脑出血（cerebellar hemorrhage，CH）

CH 包括原发性小脑出血、脑室内或蛛网膜下腔出血扩散至小脑、静脉出血性梗死，以及产伤引起小脑撕裂 4 种类型，多见于胎龄小于 32 周、出生体重低于 1500 g 的早产儿或有产伤史的足月儿，其临床症状与病因和出血量有关。严重者除一般神经系统症状外，主要表现为脑干压迫症状，可在短时间内死亡，预后较差，尤其是早产儿。

三、诊断

病史、症状和体征可提供诊断线索，但确诊须头颅影像学检查。头颅 B 超对颅脑中心部位病变的分辨率高，且可床边进行，因此成为 PVH-IVH 的特异性诊断手段，应为首选。美国神经学会推荐胎龄<30 周的早产儿出生时应常规行头超检查，直至 7~14 天；如有可能，经胎龄 36~40 周复查。蛛网膜下腔、后颅窝和硬膜外等部位出血 B 超不易发现，需行 CT、MRI 检查，其中 MRI 是确诊各种颅内出血、评估预后的最敏感检测手段。少数病例需与其

他中枢神经系统疾病鉴别时，可行脑脊液检查。

四、治疗

（一）支持疗法

保持患儿安静，尽可能避免搬动、刺激性操作，维持正常、稳定的 PaO_2、$PaCO_2$、pH、渗透压、灌注压和血压，防止病情进一步加重。保持头在中线位置有利于颈静脉血流畅通，预防颈静脉充血而导致的颅内出血。

（二）止血

可选择使用维生素 K_1、巴曲酶等止血药，酌情使用新鲜冰冻血浆。

（三）控制惊厥

可给予止惊剂，如地西泮、苯巴比妥、左乙拉西坦等。

（四）降低颅内压

有颅内压力增高症状者用呋塞米，每次 0.5~1 mg/kg，每日 2~3 次静脉注射。中枢性呼吸衰竭者可用小剂量甘露醇，每次 0.25~0.5 g/kg，每 6~8 小时 1 次，静脉注射。

（五）脑积水

乙酰唑胺可减少脑脊液的产生，每日 10~30 mg/（kg·d），分 2~3 次口服，疗程不超过 2 周。Ⅲ级以上 PVH-IVH、梗阻性脑积水、侧脑室进行性增大者，可于病情稳定后（出生后 2 周左右）行脑室外引流。常用的方法有顶骨帽状腱膜下埋置储液器，或行脑室-腹腔分流术，以缓解脑室内压力。

五、预后

预后与出血量、出血部位、胎龄及围生期并发症等多种因素有关。早产，

Ⅲ、Ⅳ级PVH-IVH，伴有脑实质出血性梗死，预后差。严重颅内出血死亡率高达27%~50%，幸存者常留有不同程度的神经系统后遗症，如脑瘫、癫痫、感觉运动障碍以及行为、认知障碍等。

六、预防

（一）加强孕妇围生期保健工作

避免早产；提高产科技术，减少围生儿窒息和产伤；对患有出血性疾病的孕妇及时治疗。

（二）提高医护质量

避免各种可能导致医源性颅内出血的因素。

第三节　新生儿胎粪吸入综合征

胎粪吸入综合征（meconium aspiration syndrome，MAS）或称胎粪吸入性肺炎，是由胎儿在宫内或产时吸入混有胎粪的羊水导致，以呼吸道机械性阻塞及肺组织化学性炎症为病理特征，出生后即出现呼吸窘迫，易并发肺动脉高压和肺气漏，多见于足月儿或过期产儿。分娩时羊水胎粪污染的发生率为8%~25%，其中约5%发生MAS。

一、病因和病理生理

（一）胎粪吸入

当胎儿在宫内或分娩过程中缺氧，肠道及皮肤血流量减少，迷走神经兴奋，肠壁缺血，肠蠕动增快，导致肛门括约肌松弛而排出胎粪。与此同时，缺氧使胎儿产生呼吸运动，将胎粪吸入气管内或肺内或在胎儿娩出建立有效呼吸后，将其吸入肺内。MAS发生率与胎龄有关，如胎龄大于42周，发生率

>30%，胎龄小于 37 周，发生率<2%，胎龄不足 34 周者极少有羊水胎粪污染的情况发生。

（二）不均匀气道阻塞

MAS 的主要病理变化是由胎粪机械性地阻塞呼吸道所致，肺不张、肺气肿和正常肺泡同时存在，其各自所占的比例决定患儿临床表现的轻重。

1. 肺不张

部分肺泡因其小气道被较大胎粪颗粒完全阻塞，其远端肺泡内气体吸收，引起肺不张，肺泡通气/血流比例失调，使肺内分流增加，导致低氧血症。

2. 肺气肿

黏稠胎粪颗粒不完全阻塞部分肺泡的小气道，形成"活瓣"，吸气时小气道扩张，使气体能进入肺泡；呼气时因小气道阻塞，气体不能完全呼出，导致肺气肿，肺泡通气量下降，发生 CO_2 潴留；若气肿的肺泡破裂则发生肺气漏。MAS 患儿可并发间质气肿、纵隔气肿或气胸等。

3. 正常肺泡

部分肺泡的小气道可无胎粪，但该部分肺泡的通换气功能可代偿性均增强。

（三）肺组织化学性炎症

当胎粪吸入后 12~24 小时，由于胎粪中胆盐等成分的刺激，局部肺组织可发生化学性炎症及间质性肺气肿。此外，胎粪还有利于细菌生长，故也可继发肺部的细菌性炎症。

（四）肺动脉高压

肺动脉高压多发生于足月儿，在 MAS 患儿中，约 1/3 可并发不同程度的肺动脉高压。在胎粪吸入所致的肺不张、肺气肿及肺组织炎症，以及肺表面活性物质（PS）继发性灭活的基础上，缺氧和混合性酸中毒进一步加重，使患儿肺血管阻力不能适应出生后环境的变化而下降，导致新生儿持续性肺动脉高压。

（五）其他

胎粪可使肺表面活性蛋白灭活，减少肺泡 SP-A 及 SP-B 的产生，导致肺顺应性降低、肺泡萎陷，进一步加重肺泡的通气和换气功能障碍。胎粪对肺表面活性蛋白合成分泌的抑制程度与吸入的胎粪量相关。

二、临床表现

常见于足月儿或过期产儿，多有宫内窘迫史和（或）出生窒息史。症状轻重与吸入羊水的性质（混悬液或块状胎粪等）和量的多少密切相关。若吸入少量或混合均匀的羊水，可无症状或症状轻微；若吸入大量或黏稠胎粪者，可致死胎或出生后不久即发生死亡。

（一）吸入混胎粪的羊水

诊断的必备条件：①分娩时可见羊水混胎粪；②患儿皮肤、脐带和指、趾甲床留有胎粪污染的痕迹；③口、鼻腔吸引物中含有胎粪；④气管插管时声门处或气管内吸引物可见胎粪（即可确诊）。

（二）呼吸系统表现

于出生即开始出现呼吸窘迫，随胎粪逐渐吸入远端气道，出生后 12~24 小时呼吸困难更为明显，表现为呼吸急促（通常>60 次/分）、青紫、鼻翼扇动和吸气性三凹征等，少数患儿也可出现呼气性呻吟。查体可见胸廓饱满似桶状，听诊早期有鼾音或粗湿啰音，继之出现中、细湿啰音。若呼吸困难突然加重，听诊呼吸音明显减弱，应疑似肺气漏的发生，严重者可发生张力性气胸。

（三）新生儿持续性肺动脉高压

持续而严重的青紫是 MAS 合并新生儿持续性肺动脉高压的最主要表现，

并于哭闹、哺乳或躁动时青紫进一步加重；肺部体征与青紫程度不平行（即青紫重，体征轻）；部分患儿胸骨左缘第二肋间可闻及收缩期杂音，严重者可出现休克和心力衰竭。

此外，严重 MAS 可并发红细胞增多症、低血糖、低钙血症、HIE、多器官功能障碍及肺出血等。

三、辅助检查

（一）实验室检查

动脉血气分析示 pH 下降、PaO_2 降低、$PaCO_2$ 增高；还应进行血常规、血糖、血钙和相应血生化检查，气管内吸引物及血液的细菌学培养。

（二）X 线检查

两肺透过度增强伴有节段性或小叶性肺不张，也可仅有弥漫性浸润影或并发纵隔气肿、气胸等，上述改变在出生后 12~24 小时更为明显。部分 MAS 患儿其胸片的严重程度与临床表现并非成正相关。

（三）超声检查

彩色多普勒可用于评估和监测肺动脉的压力，若探测到动脉导管或卵圆孔水平的右向左分流，以及三尖瓣反流征象，更有助于新生儿持续性肺动脉高压的诊断。

四、诊断

有明确的吸入胎粪污染的羊水病史（气管插管时声门处或气管内吸引物可见胎粪），出生后不久出现呼吸窘迫，结合胸部 X 线改变，即可做出诊断。

五、治疗

（一）促进气管内胎粪排出

对病情较重且出生后不久的 MAS 患儿，可气管插管后进行吸引，以减轻 MAS 引起气道阻塞。动物实验的结果证实，即使胎粪被吸入气道 4 小时后，仍可将部分胎粪吸出。

（二）对症治疗

1. 氧疗

当吸入空气时，$PaO_2 < 50$ mmHg（6.7kPa）或 $TcSO_2 < 90\%$ 则需要氧疗。依据患儿缺氧程度选用不同的吸氧方式，如鼻导管、头罩、面罩等，以维持 PaO_2 50~80 mmHg（6.7~10.6kPa）或 $TcSO_2$ 90%~95% 为宜。有条件者最好用加温湿化给氧，有助于胎粪排出。

2. 机械通气治疗

（1）持续气道正压通气（continuous positive airway pressure，CPAP）：当 $FiO_2 > 0.4$ 时，可试验性使用 CPAP，压力需个体化调节（一般 4~5cmH$_2$O）。但当肺部查体或胸片提示有过度充气表现时，应慎用 CPAP，否则可因加重肺内气体潴留，诱发肺气漏。

（2）常频机械通气（conventional mechanical ventilation，CMV）：当 $FiO_2 > 0.6$，$TcSO_2 < 85\%$，或 $PaCO_2 > 60$mmHg 伴$_p$H<7.25 时，应行 CMV 治疗。为防止气体潴留及肺气漏，一般选择中等呼吸频率（40~60 次/分），保证胸廓起伏的最小有效 PIP，低至中 PEEP（3~5 cmH$_2$O），足够的呼气时间（0.5~0.7 秒）。

（3）高频通气（high frequency ventilation，HFV）：其原理以快速频率送气，小潮气量快速叠加，提供持续张力维持肺容积增加。高频振荡通气（HFOV）在新生儿 HFV 中使用频率最高，目前已被广泛应用于 MAS 治疗，合并严重肺气漏和新生儿持续性肺动脉高压［特别是需联合吸入一氧化碳

（NO）者］时，HFV 可作为呼吸机治疗的首选。

（4）体外膜肺氧合（extracorporeal membrane oxygenation，ECMO）：简称膜肺，用于危重 MAS，HFV 失败后的补救性治疗，国内刚刚开展新生儿 ECMO 技术，目前尚没有广泛应用于临床。

（三）肺表面活性物质治疗

由于本病继发性 PS 失活，近年来证实，补充外源性 PS 对改善肺顺应性及氧合有效，可用于严重 MAS，如联合高频通气、NO 吸入效果更佳，但确切结论仍有待于随机对照试验（RCT）进一步证实。

（四）其他

1. 限制液体入量

严重者常伴有肺水肿或心力衰竭，应适当限制液体入量。

2. 抗生素

对目前是否预防性应用抗生素仍存争议，但有继发细菌感染者，常选择广谱抗生素，并进一步根据血、气管内吸引物细菌培养及药敏结果调整抗生素。

3. 维持正常循环

出现低体温、苍白和低血压等休克表现者，应选用生理盐水或血浆等进行扩容，同时选择性应用血管活性药物，如多巴胺、多巴酚丁胺等。

4. 镇静剂及肌松剂

用于较大的新生儿，可减轻患儿呼吸机对抗及活瓣效应引起的过度通气，减少肺气漏的发生。

5. 保温、镇静

满足热卡需要，维持血糖和血清离子正常等。

六、预防

积极防治胎儿宫内窘迫和产时窒息。对羊水混有胎粪，在胎儿肩和胸部尚未娩出前，清理鼻腔和口咽部胎粪，目前不被推荐。通过评估，如新生儿有活力（有活力定义：呼吸规则，肌张力好，心率>100次/分）可进行观察，不需气管插管吸引；如无活力，建议气管插管，将胎粪吸出。在气道胎粪吸出前，通常不应进行正压通气。

第四章　消化系统疾病

第一节　儿童消化系统解剖生理特点

一、口腔

口腔是消化道的起端，具有吸吮、吞咽、咀嚼、消化、味觉、感觉和语言等功能。足月新生儿出生时已具有较好的吸吮及吞咽功能。新生儿及婴幼儿口腔黏膜薄嫩，血管丰富，唾液腺不够发达，口腔黏膜易受损伤和发生局部感染；3~4个月时唾液分泌开始增加。婴儿口底浅，尚不能及时吞咽所分泌的全部唾液，常发生生理性流涎。

二、食管

食管长度在新生儿为8~10 cm，1岁时为12 cm，5岁时为16 cm，学龄儿童为20~25 cm，成人为25~30 cm。食管全长相当于从咽喉部到剑突下的距离。插胃管时，从鼻根至剑突的距离作为插入的长度。食管横径，婴儿为0.6~0.8 cm，幼儿为1 cm，学龄儿童为1.2~1.5 cm。食管pH通常在5.0~6.8 cm。新生儿和婴儿的食管呈漏斗状，黏膜薄嫩、腺体缺乏、弹力组织及肌层尚不发达，食管下段括约肌发育不成熟，控制能力差，常发生胃食管反流。

三、胃

胃容量在新生儿约为30~60 mL，1~3个月时为90~150 mL，1岁时为250~300 mL，5岁时为700~850 mL，成人约为2000 mL。进乳后幽门即开放，胃内容物陆续进入十二指肠，故实际胃容量不受上述容量限制。婴儿胃略呈水平位，当开始行走时其位置变为垂直，其分泌的盐酸和各种酶和成人相比均较少，且酶活性低下，故消化功能差。胃平滑肌发育尚未完善，在充满液体食物后易使胃扩张。胃排空时间随食物种类不同而异：水的排空时间为 1.5~2 小时；母乳 2~3 小时；牛乳 3~4 小时。此外，早产儿胃排空的时间更慢，易发生胃潴留。

四、肠

儿童肠管相对比成人长，一般为身长的 5~7 倍（成人仅为 4 倍），或为坐高的 10 倍。小肠的主要功能包括运动（蠕动、摆动、分节运动）、消化、吸收及免疫。大肠的主要功能是贮存食物残渣、进一步吸收水分以及形成粪便。婴幼儿肠黏膜肌层发育差，肠系膜柔软而长，结肠无明显结肠带与脂肪垂，升结肠与后壁固定差，易发生肠扭转和肠套叠。婴幼儿的肠壁薄，故通透性高，屏障功能差，肠内毒素、消化不全产物等可能作为抗原经肠黏膜进入体内，加之口服耐受的免疫机制尚不完善，容易引起全身感染和过敏性疾病。由于婴儿大脑皮质功能发育不完善，进食时常引起胃-结肠反射，产生便意，所以大便次数多于年长儿。

五、肝

年龄越小，肝脏相对越大。婴儿肝结缔组织发育较差，肝细胞再生能力强，不易发生肝硬化，但易受各种不利因素的影响，如缺氧、感染、药物、先天性代谢异常等均可使肝细胞发生肿胀脂肪浸润变性、坏死、纤维增生而肿大等，影响其正常功能。婴儿时期胆汁分泌较少，故对脂肪的消化、吸收功能较差。

六、胰腺

出生后 3~4 个月时胰腺发育较快，胰液分泌量也随之增多，出生后 1 年，胰腺外分泌部分生长迅速，为出生时的 3 倍。胰液分泌量随年龄生长而增加。

酶类出现的顺序：胰蛋白酶最先；而后是糜蛋白酶、羧基肽酶、脂肪酶；最后是淀粉酶。新生儿胰液所含脂肪酶活性不高，直到2~3岁时才接近成人水平。婴幼儿时期胰液及其消化酶的分泌易受炎热天气和各种疾病的影响而被抑制，发生消化不良。儿童时期如果反复发生胰腺炎，应注意其病因有先天性胰胆管发育异常的可能。

七、肠道细菌

在母体内，胎儿肠道是无菌的，出生后数小时细菌开始进入肠道，主要分布在结肠和直肠。肠道菌群受分娩方式、添加辅食时间和食物成分影响，单纯母乳喂养儿以双歧杆菌占绝对优势，人工喂养和混合喂养儿肠内的大肠埃希菌、嗜酸杆菌、双歧杆菌及肠球菌所占比例几乎相等。正常肠道菌群除了对侵入肠道的致病菌有一定的抵抗作用，肠道菌群及其代谢产物对一些儿童期生理功能如免疫、代谢、营养、消化、吸收等的发育成熟过程起着重要的作用。婴幼儿肠道正常菌群脆弱，易受许多内外界因素影响而致菌群失调，导致消化功能紊乱。

八、粪便

食物进入消化道至粪便排出时间因年龄而异：母乳喂养的婴儿平均为13小时，人工喂养者平均为15小时，成人平均为18~24小时。新生儿、婴儿口服钡剂到排出时间平均为8小时，成人平均为24小时。

（一）胎便

新生儿最初3日内排出的粪便，形状黏稠，呈橄榄绿色，无臭味。它由脱落的肠上皮细胞、浓缩的消化液、咽下的羊水所构成，2~3日内转变为普通的婴儿粪便。

（二）人乳喂养儿粪便

人乳喂养儿粪便为黄色或金黄色，多为均匀膏状或带少许黄色粪便颗粒，或较稀薄，绿色、不臭，呈酸性反应（pH 4.7~5.1）。每日排便 2~4 次，一般在添加辅食后次数减少。

（三）人工喂养儿粪便

人工喂养儿粪便为淡黄色或灰黄色，较干稠，呈中性或碱性反应（pH 6~8）。因牛乳及其配方奶粉含酪蛋白较多，粪便有明显的蛋白质分解产物的臭味，有时可混有白色酪蛋白凝块。每日排便 1~2 次，易发生便秘。

（四）混合喂养儿粪便

混合喂养儿粪便与喂牛乳者相似，但较软、黄，添加淀粉类食物可使大便增多，稠度稍减，稍呈暗褐色，臭味加重。每日排便 1~3 次。添加各类蔬菜、水果等辅食时大便外观与成人粪便相似，初加菜泥时，常有小量绿色便排出。

第二节　胃炎和消化性溃疡

一、胃炎

胃炎是指由各种物理性、化学性或生物性有害因子引起的胃黏膜或胃壁炎性病变。根据病程分急性和慢性两种，慢性胃炎的发病率高。

（一）病因和发病机制

1. 急性胃炎

多为继发性，是由严重感染、休克、颅内损伤、严重烧伤、呼吸衰竭和其他危重疾病所致的应激反应（又称急性胃黏膜损伤、急性应激性黏膜病变）。误服毒性物质和腐蚀剂、摄入由细菌及其毒素污染的食物、服用对胃黏膜有损害的药物（如阿司匹林等非甾体抗炎药）、食物过敏、胃内异物、情绪波动、精神紧张等均能引起胃黏膜的急性炎症。

2. 慢性胃炎

慢性胃炎是有害因子长期反复作用于胃黏膜引起损伤的结果，儿童慢性胃炎中以非萎缩性（以往称浅表性）胃炎最常见，约占 90%～95%，萎缩性胃炎和特殊类型胃炎少见。病因迄今尚未完全明确，可能与下列因素有关。

（1）幽门螺杆菌（Hp）感染

已证实 Hp 的胃内感染是胃炎的主要病因，在活动性、重度胃炎中 Hp 检出率很高。慢性胃炎的家族聚集倾向也表明了 Hp 在家族成员间的传播。

（2）胆汁反流

各种原因引起胃肠道动力异常，十二指肠胃反流，反流的胆盐刺激减弱了胃黏膜对离子通透的屏障功能，使得胃液中氢离子得以反弥散进入胃黏膜，引起炎症。

（3）长期食（服）用刺激性食物和药物

如食用粗糙、过硬、过冷、过热、辛辣的食品，经常暴饮暴食，饮浓茶、咖啡，服用阿司匹林等非甾体抗炎药及类固醇激素类药物。

（4）神经精神因素

持续精神紧张、压力过大，可使消化道激素分泌异常。

（5）全身慢性疾病影响

如慢性肾炎、尿毒症、重症糖尿病、肝胆系统疾病、类风湿关节炎、系统性红斑狼疮等。

（6）其他因素

如环境、遗传、免疫、营养等因素均与发病有关。

（二）临床表现

1. 急性胃炎

发病急骤，轻者仅有食欲缺乏、腹痛、恶心、呕吐，严重者可出现呕血、黑便、脱水、电解质及酸碱平衡紊乱。有感染者常伴有发热等全身中毒症状。

2. 慢性胃炎

常见症状为反复发作、无规律性的腹痛，疼痛经常出现于进食过程中或餐后，多数位于上腹部、脐周，部分患儿部位不固定，轻者为间歇性隐痛或钝痛，严重者为剧烈绞痛。常伴有食欲缺乏、恶心、呕吐、腹胀，继而影响营养状况及生长发育。胃黏膜糜烂出血者伴呕血、黑便。

（三）辅助检查

1. 胃镜检查

胃镜检查是最有价值、可靠的诊断手段，可直接观察胃黏膜病变及其程度，可见黏膜广泛充血、水肿、糜烂、出血，有时可见黏膜表面的黏液斑或反流的胆汁。Hp 感染时，还可见到胃黏膜微小结节形成（又称胃窦小结节或淋巴细胞样小结节增生）。同时可取病变部位组织进行幽门螺杆菌和病理学检查。

2. 幽门螺杆菌检测

这种检测分为侵入性和非侵入性两大类。侵入性检测需通过胃镜检查取胃黏膜活组织，包括：①快速尿素酶试验；②组织学检查；③Hp 培养。非侵入性检查主要有：①^{13}C 尿素呼吸试验；②粪便 Hp 抗原检测；③血清学检测抗 Hp-IgG 抗体。

（四）病理

1. 急性胃炎

表现为上皮细胞变性、坏死，固有膜大量中性粒细胞浸润，没有或极少有淋巴细胞、浆细胞，腺体细胞呈不同程度的变性坏死。

2. 慢性胃炎

非萎缩性胃炎见上皮细胞变性，小凹上皮细胞增生，固有膜炎症细胞主要为淋巴细胞、浆细胞浸润。萎缩性胃炎主要为固有腺体萎缩，肠腺化生及炎症细胞浸润。

（五）诊断和鉴别诊断

根据病史、体检、临床表现、胃镜和病理学检查，基本可以确诊。由于引起儿童腹痛的病因很多，急性发作的腹痛必须注意与外科急腹症以及肝、胆、胰、肠等腹内脏器的器质性疾病、腹型过敏性紫癜相鉴别。慢性反复发作的腹痛应与消化性溃疡、嗜酸细胞胃肠炎、肠道寄生虫病及功能性腹痛等疾病鉴别。

1. 肠蛔虫症

常有不固定腹痛、偏食、异食癖、恶心、呕吐等消化功能紊乱症状，有时出现全身过敏症状。往往有吐虫、排虫史，粪便查找虫卵，驱虫治疗有效等可协助诊断。随着卫生条件的改善，肠蛔虫症在我国已经大为减少。

2. 嗜酸细胞胃肠炎

嗜酸细胞在胃肠黏膜浸润所致的胃肠疾病，其中黏膜型与本病临床症状相似，但按一般胃炎治疗效果不佳。

3. 心理因素所致功能性（再发性）腹痛

这种腹痛是一种常见的儿童期心身疾病。原因不明，与情绪改变、生活事件、家庭成员过度焦虑等有关。表现为弥漫性、发作性腹痛，持续数十分钟或数小时而自行缓解，可以伴有恶心、呕吐等症状。临床和辅助检查往往没有阳性发现。

（六）治疗

1. 急性胃炎

去除病因，积极治疗原发病，避免服用一切刺激性食物和药物，及时纠正水、电解质紊乱。有上消化道出血者应卧床休息，保持安静，监测生命体征及呕吐与黑粪情况。静脉滴注抑酸剂，口服胃黏膜保护剂，可用局部黏膜止血的方法。细菌感染者应用有效抗生素。

2. 慢性胃炎

（1）饮食治疗

养成良好的饮食习惯和生活规律。饮食定时定量，避免食用刺激性食品和对胃黏膜有损害的药物。

（2）药物治疗

①黏膜保护剂：如碱式碳酸铋、硫糖铝、蒙脱石粉剂等；②抑制胃酸药物：常用西咪替丁、雷尼替丁、法莫替丁等；③胃肠动力药：腹胀、呕吐或胆汁反流者加用多潘立酮、西沙必利、莫沙必利等；④有幽门螺杆菌感染者应进行规范的抗 Hp 治疗。药物治疗时间视病情而定。

二、消化性溃疡

消化性溃疡主要是指发生在胃和十二指肠的慢性溃疡，即胃溃疡（GU）和十二指肠溃疡（DU）。各年龄儿童均可发病，以学龄儿童多见。婴幼儿多为急性、继发性溃疡，常有明确的原发疾病，GU 和 DU 发病率相近。年长儿多为慢性、原发性溃疡，以 DU 多见，男孩多于女孩，可有明显的家族史。

（一）病因和发病机制

原发性消化性溃疡的病因与诸多因素有关，确切发病机制至今尚未完全阐明。目前认为，溃疡的形成是对胃和十二指肠黏膜有损害作用的侵袭因子（酸、胃蛋白酶、胆盐、药物、微生物及其他有害物质）与黏膜自身的防御因素（黏膜屏障、黏液-重碳酸盐屏障、黏膜血流量、细胞更新、前列腺素等）之间失去平衡的结果。一般认为，与酸增加有关的因素对十二指肠溃疡的意义较大，而组织防御减弱对胃溃疡有更重要的意义。

1. 胃酸和胃蛋白酶的侵袭力

酸和胃蛋白酶是对胃和十二指肠黏膜有侵袭作用的主要因素。新生儿出生后 1~2 天胃酸分泌高，与成人相同，4~5 天时下降，以后又逐渐增高，故出生后 2~3 天亦可发生原发性消化性溃疡。因胃酸分泌随年龄而增加，因此年长儿消化性溃疡的发病率和婴幼儿的相比较高。

2. 胃和十二指肠黏膜的防御功能

决定胃黏膜抵抗损伤能力的因素包括黏膜血流、上皮细胞的再生、黏液分泌和黏膜屏障的完整性。在各种攻击因子的作用下，黏膜血液循环及上皮细胞的分泌与更新受到影响，屏障功能受损，发生黏膜缺血、坏死，形成溃疡。

3. 幽门螺杆菌感染

有调查表明，大部分原发性溃疡患者存在 Hp 感染，Hp 被根除后溃疡的复发率即下降，说明 Hp 在溃疡病发病机制中起重要作用。

4. 遗传因素

消化性溃疡的发生具有遗传因素的证据，部分患儿可以有家族史，GU 和 DU 同胞患病比一般人群分别高 1.8 倍和 2.6 倍，单卵双胎发生溃疡的一致性也较高，但其家族史也与 Hp 感染的家族聚集倾向有关。

5. 其他

精神创伤、中枢神经系统病变、气候因素、外伤、手术后饮食习惯不当，如暴饮暴食，食用过冷、油炸食品，服用对胃黏膜有刺激性的药物，如非留体抗炎药、类固醇激素等，均可降低胃黏膜的防御能力，引起胃黏膜损伤。

继发性溃疡是由全身疾病引起的胃、十二指肠黏膜局部损害。见于各种危重疾病所致的应激反应（参见急性胃炎病因）。

（二）病理

DU 好发于球部，偶尔位于球后以下的部位，称球后溃疡。多为单发，也可多发。GU 多发生在胃窦、胃角，少数可发生在胃体、幽门管内。溃疡大小不等、深浅不一，胃镜下观察呈圆形、不规则圆形或线形，底部有灰白苔，周围黏膜充血、水肿。溃疡浅者累及黏膜肌层，深者达肌层甚至浆膜层，溃破血管时引起出血，穿破浆膜层时引起穿孔。十二指肠球部因黏膜充血、水肿，或因多次复发后纤维组织增生和收缩而导致球部变形，有时出现假憩室。胃和十二指肠同时有溃疡时称复合溃疡。

（三）临床表现

由于溃疡在各年龄阶段的好发部位、类型和演变过程不同，临床症状和体征也有所不同，年龄越小症状越不典型，不同年龄患者的临床表现有各自的特点。

1. 新生儿期

继发性溃疡多见，常见原发病有早产、出生窒息等缺血缺氧，败血症，低血糖，呼吸窘迫综合征和中枢神经系统疾病等。常表现急性起病、呕血、黑便，出生后 2~3 天亦可发生原发性溃疡。

2. 婴儿期

继发性溃疡多见，发病急，首发症状可为消化道出血和穿孔。原发性以 GU 多见，表现为食欲差、呕吐、进食后啼哭、腹胀、生长发育迟缓，也可表现为呕血、黑便。

3. 幼儿期

GU 和 DU 发病率相等，常见进食后呕吐，间歇发作，脐周及上腹部疼痛，烧灼感少见，夜间及清晨痛醒，可发生呕血、黑便甚至穿孔。

4. 学龄前及学龄期

以原发性 DU 多见，主要表现为反复发作，脐周及上腹部胀痛、烧灼感，饥饿时或夜间多发。并发穿孔时疼痛剧烈并放射至背部或左右上腹部。严重者可出现呕血、便血、贫血。也有仅表现为贫血，少数患儿表现为无痛性黑便、晕厥，甚至休克。

（四）并发症

并发症主要为出血、穿孔和幽门梗阻，常可伴发缺铁性贫血。消化道出血常是小儿消化性溃疡的首发症状，重症可出现失血性休克。如溃疡穿孔至腹腔或邻近器官，可出现腹膜炎、胰腺炎等；如炎症和水肿较广泛，可出现急慢性梗阻。

（五）辅助检查

1. 消化道出血相关的实验室检查

此类检查包括血常规示失血性贫血，粪便潜血试验阳性等。

2. 上消化道内镜检查

上消化道内镜检查是诊断溃疡病准确率最高的方法。内镜观察不仅能准确诊断溃疡、观察病灶大小、周围炎症的轻重、溃疡表面有无血管暴露，同时又可采集黏膜活检，行病理组织学和细菌学检查，还可以在内镜下控制活动性出血。内镜下溃疡可呈圆形或椭圆形病灶，边界清楚，中央有灰白色苔状物，可分为活动期（A）、愈合期（H）和瘢痕期（S），其中每个病期又可分为 1~2 个阶段。

3. 胃肠 X 线钡餐造影

这种方法适用于对胃镜检查有禁忌者。

（1）直接征象

发现胃和十二指肠壁龛影可确诊。

（2）间接征象

溃疡对侧切迹，十二指肠球部痉挛、畸形对本病有诊断参考价值。因儿童溃疡浅表，钡餐通过快，其检出率和成人相比较低，且假阳性率较高，气钡双重对比造影效果会有改善。

4. 幽门螺杆菌检测

见慢性胃炎部分。我国儿童 Hp 现症感染的诊断应符合下述四项之一：①Hp 培养阳性；②组织病理学检查和快速尿素酶试验均阳性；③组织病理学检查和快速尿素酶试验结果不一致时，需进一步行非侵入性检查如^{13}C 尿素呼吸试验或粪便 Hp 抗原检测；④消化性溃疡出血时，组织病理学检查和快速尿素酶试验中任一项阳性。

（六）诊断和鉴别诊断

儿童消化性溃疡的症状和体征不如成人典型，剑突下有烧灼感或饥饿痛；反复发作、进食后缓解的上腹痛，夜间及清晨症状明显；与饮食有关的呕吐；反复胃肠不适，且有溃疡病，尤其是 DU 家族史；原因不明的呕血、便血；粪便潜血试验阳性的贫血患儿等，均应警惕消化性溃疡的可能，及时进行内镜检查，尽早明确诊断。以下症状应与其他疾病鉴别，具体如下。

1. 腹痛

应与肠痉挛、蛔虫症、腹内脏器感染、结石、腹型过敏性紫癜等疾病鉴别。

2. 呕血

新生儿和小婴儿呕血可见于新生儿自然出血症、食管裂孔疝等；年长儿需与肝硬化致食管静脉曲张破裂及全身出血性疾病鉴别，有时还应与咯血鉴别。

3. 便血

消化性溃疡出血多为柏油样便，鲜红色便仅见于大量出血者。应与肠套叠、梅克尔憩室、息肉、腹型过敏性紫癜及血液病所致出血鉴别。

（七）治疗

目的是缓解和消除症状，促进溃疡愈合，防止复发，并预防并发症。

1. 一般治疗

培养良好的生活习惯，饮食定时定量，避免过度疲劳及精神紧张，消除有害因素，如避免食用刺激性食物和药物。如有出血时，应积极监护治疗，以防失血性休克。应监测生命体征，如血压、心率及末梢循环。禁食，同时注意补充足够血容量。如失血严重时，应及时输血。必要时可行消化道局部止血（如喷药、胃镜下硬化、电凝治疗）及全身止血。

2. 药物治疗

原则为抑制胃酸分泌和中和胃酸, 强化黏膜防御能力, 抗幽门螺杆菌治疗。

(1) 抑制胃酸治疗

抑制胃酸治疗是消除侵袭因素的主要途径, 常用方法具体如下。①H_2 受体拮抗剂 (H_2RI): 可直接抑制组胺、阻滞乙酰胆碱分泌, 达到抑酸和加速溃疡愈合的目的。可用西咪替丁, 每日 10~15 mg/kg, 分 4 次于饭前 10~30 分钟口服, 或每日分 1~2 次静脉滴注; 雷尼替丁, 每日 3~5 mg/kg, 每 12 小时 1 次, 或每晚 1 次口服, 或每日分 2~3 次静脉滴注, 疗程均为 4~8 周; 法莫替丁 0.9 mg/kg, 睡前 1 次口服, 或每日 1 次 (严重者每 12 小时 1 次) 静脉滴注, 疗程 2~4 周。②质子栗抑制剂 (PPI): 作用于胃黏膜壁细胞, 降低壁细胞中的 H^+-K^+-ATP 酶活性, 阻止 H^+ 从细胞质内转移到胃腔而抑制胃酸分泌。常用奥美拉唑, 剂量为每日 0.6~0.8 mg/kg, 清晨顿服。疗程 2~4 周, 还有兰索拉唑、埃索美拉唑等, 可根据年龄特点选用。③中和胃酸的抗酸剂: 起缓解症状和促进溃疡愈合的作用。

(2) 胃黏膜保护剂

①硫糖铝: 常用剂量为每日 10~25 mg/kg, 分 4 次口服, 疗程 4~8 周; ②胶体次枸橼酸秘剂: 剂量为每日 6~8 mg/kg, 分 2 次口服, 疗程 4~6 周。本药有导致神经系统不可逆损害和急性肾衰竭等副作用, 长期大剂量应用时应谨慎, 最好有血铋监测。

(3) 抗幽门螺杆菌治疗

有 Hp 感染的消化性溃疡, 需要进行 Hp 感染根除治疗, 常用的药物具体如下。①抗生素: 阿莫西林 50 mg/ (kg·d) 分 2 次; 克拉霉素 15~20 mg/ (kg·d) 分 2 次; 甲硝唑 20mg/ (kg·d) 分 2 次; 替硝唑 20mg/ (kg·d) 分 2 次。②铋剂: 枸橼酸铋钾 (>6 岁)。③抗酸分泌药: 如奥美拉唑。

目前多主张联合用药, 以下是可供参考的方案。①一线方案: PPI+克拉霉素+阿莫西林, 疗程 10 或 14 天, 若青霉素过敏则换用替硝唑。克拉霉素耐药率较高的地区，含铋剂的三联疗法（阿莫西林+甲硝唑+胶体次枸橼酸铋剂）以及序贯疗法（PPI+阿莫西林 5 天，PPI+克拉霉素+甲硝唑 5 天）可作为一线疗法。②二线方案：用于一线方案失败者，PPI+阿莫西林+甲硝唑（或替硝唑）+胶体次枸橼酸铋剂或伴同疗法（PPI+克拉霉素+阿莫西林+甲硝唑），疗程 10 或 14 天。

3. 手术治疗

消化性溃疡一般不需手术治疗，但如有以下情况，应根据个体情况考虑手术治疗：①溃疡合并穿孔；②难以控制的出血，失血量大，48 小时内失血量超过血容量的 30%；③瘢痕性幽门梗阻，经胃肠减压等保守治疗 72 小时仍无改善；④慢性难治性疼痛。

第三节　炎症性肠病

炎症性肠病是指一组原因不明的非特异性慢性胃肠道炎症性疾病，包括溃疡性结肠炎、克罗恩病和未定型结肠炎。近年来，儿童炎症性肠病发病率有上升趋势，严重影响着本病患儿的生长发育和生活质量。炎症性肠病特别是克罗恩病多在青少年期起病，据统计 20%～30% 炎症性肠病在儿童期就被诊断。儿童炎症性肠病患者的临床表现多以初发型为主，发病年龄越小，症状越严重。年龄<6 岁的炎症性肠病是一特殊形式的炎症性肠病，其临床表型及基因与晚发型炎症性肠病均不同，被定义为极早发型炎症性肠病。极早发型炎症性肠病疾病的严重程度更重，更具有侵袭性，对既往传统治疗手段反应差，一般同时伴有原发性免疫缺陷病。

一、病因和发病机制

炎症性肠病病因与发病机制至今仍未完全明确，但公认系遗传、环境及免疫等多种因素综合作用的结果。目前认为其发病机制是由感染等诱发过度肠黏膜免疫反应，在具有遗传易感性的人群中导致肠黏膜损伤。

（一）遗传因素

流行病学资料表明，本病发病呈明显种族差异和家族聚集性，不同种族人群中炎症性肠病发病率存在较大差异，其中白种人发病率最高，其次为美洲黑人，亚洲人种发病率最低。随着免疫学、遗传学、分子生物学的迅速发展，特别是全基因组关联研究、基因芯片等技术的应用，目前已经越来越多地发现与炎症性肠病发病易感性相关的基因位点。极早发型炎症性肠病患者多为单基因疾病或与免疫系统疾病相关的罕见突变多基因疾病。

（二）环境因素

工业化国家儿童炎症性肠病的发病率高于非工业化国家，城市儿童的发病率高于农村和山区，迁居欧美的亚洲移民及其后代的炎症性肠病易感性明显增加，提示各种因素如感染、吸烟、饮食、肠道菌群、居住地气候等均可能参与了炎症性肠病的发病。

（三）免疫因素

免疫失调在炎症性肠病的发病机制中发挥重要作用。肠黏膜上皮细胞、基质细胞、肥大细胞、内皮细胞等与免疫细胞间相互作用，调节肠黏膜免疫的动态平衡，维持肠黏膜结构的稳定。上述的相互作用失调，即可造成组织损伤和慢性炎症，导致炎症性肠病发生。中性粒细胞、巨噬细胞、T 和 B 淋巴细胞等免疫细胞释放的抗体、细胞因子和炎症介质均可引起组织破坏和炎性病变。

二、病理

溃疡性结肠炎主要累及结肠及直肠，偶尔累及回肠末端，亦可能累及阑尾，极少累及上消化道，病变呈弥漫性、连续性分布，多位于黏膜层，浆膜层无明显异常。镜下为非特异性炎症，多局限于黏膜层及黏膜下层，固有层内可见淋巴细胞、浆细胞、单核细胞浸润，急性期常伴有多量中性粒细胞及嗜酸性粒细胞浸润。腺体破坏是该病的重要特征，肠黏膜隐窝处多见隐窝脓肿形成，腺体上皮细胞坏死、结构破坏，同时杯状细胞减少，潘氏细胞化生，腺上皮增生，核分裂增多。

克罗恩病可侵犯整个消化道，最常累及末端回肠，极少累及直肠，病变呈节段性分布。镜下可见单核细胞、浆细胞、嗜酸性粒细胞、肥大细胞、中性粒细胞等急、慢性炎症细胞浸润肠壁全层，有时形成裂隙样溃疡，上皮样细胞及多核巨细胞形成非干酪样坏死性肉芽肿，黏膜下层水肿，淋巴管、血管扩张，部分血管周围可见粗大、扭曲的神经纤维，神经节细胞增生，伴有纤维组织增生。

三、临床表现

溃疡性结肠炎和克罗恩病共同临床特征有：多呈亚急性或慢性起病，近年也可见部分以急性暴发型起病者，均可表现有腹胀、腹痛、腹泻，大便呈黏液稀便、黏液脓便或脓血便，甚至血水样便，可能有里急后重情况。可能出现有不同程度发热以及出现各种肠外表现，如关节炎、强直性脊柱炎、皮疹、虹膜睫状体炎等。病程较长或反复发作会对患儿营养和生长发育造成很大影响。溃疡性结肠炎和克罗恩病都可能有肠出血、肠狭窄、肠梗阻、肠穿孔等并发症。

溃疡性结肠炎和克罗恩病的不同临床特点：克罗恩病患儿因常累及回盲部，腹痛多在右下腹，多表现为绞痛或痉挛性锐痛，呈阵发性发作，绞痛多发生在餐后。大便为黏液便或水样便，也可表现便秘与腹泻交替现象。因为累及小肠的消化吸收功能，对生长发育影响更明显。早期病例容易误诊为阑尾炎，迁延过程又容易误诊为肠结核。与成人不同，儿童克罗恩病患者因病程短，很少有腹部包块形成，但可有肛周病变，包括肛门直肠周围瘘管、脓肿形成及肛裂等病变。溃疡性结肠炎患儿的肠道损害多先出现在远端结肠和乙状结肠，因此腹痛多在左下腹，以持续性隐痛或钝痛为主要特征，腹泻后腹痛可缓解。大便多呈黏液或脓血，甚至血水样便，多伴里急后重，容易误诊为痢疾或感染性结肠炎。

四、辅助检查

（一）实验室检查

包括全血细胞计数、血沉、C反应蛋白（CRP）、血清白蛋白等。活动期白细胞计数可升高，CRP可升高，血沉可加快。严重或病情持续病例血清白蛋白下降。粪便常规与培养对非炎症性肠病的肠道感染可起鉴别作用。血清标志物：抗中性粒细胞胞质抗体和抗酿酒酵母抗体（ASCA）分别为溃疡性结肠炎和克罗恩病的相对特异性抗体，有助于溃疡性结肠炎和克罗恩病的诊断和鉴别诊断。

（二）胃肠道内镜检查

疑似炎症性肠病患儿就诊时均应完善全面的内镜检查及活检，包括食管胃十二指肠镜和结肠镜检查。小肠镜检查对发生在小肠的克罗恩病有独特的诊断价值。胶囊内镜亦可用于观察年长儿小肠克罗恩病，但缺点是不能活体组织检查。

（三）X线钡剂灌肠检查

胃肠钡剂造影和气钡双重造影可显示炎症性肠病病变以及肠管的狭窄、僵硬和内瘘。一些放射学征象可以提示克罗恩病处于活动期，如黏膜呈鹅卵石样改变、溃疡、小肠袢分离、病变呈跳跃性节段性分布。由于肠腔狭窄，结肠镜无法检查全部结肠时，钡剂灌肠是有用的检查方法，但是病情急重时不宜做钡剂灌肠检查，以免加重病情或诱发中毒性巨结肠。

（四）腹部CT扫描

可以发现节段性肠壁增厚（肠壁>3mm）；肠壁强化显示为多层，或肠壁分为两层，伴有显著黏膜强化和黏膜下低密度现象；肠系膜血管呈扭曲、扩张、增多的状态；肠系膜淋巴结肿大；肠外并发症：瘘管、窦道、脓肿、肠穿孔、狭窄等。

（五）MRI 或 MRI 双重造影

以气体和等渗液体扩张肠道，并静脉注射钆剂增强，使肠腔内、肠壁和肠腔外的结构得以显示，加上 MRI 具有极好的对比、多平面成像和无辐射的特点，在儿童克罗恩病的诊断中得到越来越多的应用。

五、诊断和鉴别诊断

对于腹痛、腹泻、便血和体重减轻等症状持续 4 周以上的患儿，应高度怀疑炎症性肠病，结合患儿的肠外表现、实验室检查、内镜检查、病理检查、影像学检查等做出诊断。由于本病治疗上的特殊性，需与下述疾病相鉴别。

（一）肠结核

回盲部肠结核和克罗恩病鉴别相当困难。肠镜下两病无特征性区别，一般来说，纵行溃疡多见于克罗恩病，而横向溃疡多见于结核。肠结核不常见瘘管及肛周病变。对鉴别有困难者，建议先行诊断性抗结核治疗。

（二）急性阑尾炎

起病急，病史短，腹泻少见，常有转移性右下腹痛，血象白细胞计数增高更为显著。

（三）其他

如慢性细菌性痢疾、阿米巴肠炎、出血坏死性肠炎、腹型过敏性紫癜、白塞病、肠道淋巴瘤等，在鉴别诊断中亦需考虑。

六、治疗

儿童炎症性肠病治疗目标与成人一致：诱导并维持临床缓解及黏膜愈合，防治并发症，改善患儿生存质量，并尽可能减少对患儿生长发育的不良影响。

（一）营养支持

炎症性肠病患儿的发病高峰年龄是儿童生长发育的关键时期，除了生长发育对营养物质的需求量增加之外，炎症性肠病患儿常有食欲下降、营养物质吸收障碍和营养物质丢失增多等现象，营养治疗是炎症性肠病治疗的重要措施之一。在轻中度儿童克罗恩病的诱导缓解中，尤其强调营养治疗的重要性。可以给予全肠内营养，即停止经口摄食，给予多聚配方或要素配方，经鼻胃管喂养。有研究显示，全肠内营养甚至可以取代激素治疗用于对克罗恩病的诱导缓解。

（二）药物治疗

1. 氨基水杨酸类药物

5-氨基水杨酸（5-ASA）是临床治疗炎症性肠病并预防其复发的最常用药物，具有抑制局部炎症、清除自由基和抑制免疫反应等作用。5-ASA 可用于溃疡性结肠炎的诱导缓解，可口服和（或）直肠给药，是目前轻中度溃疡性结肠炎患者用于诱导缓解以及维持治疗的一线药物。5-ASA 用于克罗恩病患儿的诱导及缓解治疗尚存争议。目前认为，对于儿童轻度或轻中度回肠克罗恩病、回结肠克罗恩病及结肠克罗恩病的患者可选择 5-ASA，剂量与溃疡性结肠炎患儿相同。

2. 糖皮质激素

可以通过降低毛细血管通透性，稳定细胞膜，减少白三烯、前列腺素及血栓素等炎症因子的释放，抑制炎症反应，从而缓解临床症状，有效控制急性活动性炎症。一般适用于炎症性肠病急性发作期，足量 5-ASA 治疗无效时，通常不用于维持缓解治疗。儿童泼尼松口服从 1~2 mg/（kg·d）开始，症状改善后，逐渐减少用量，直到彻底停药，其他还可采用甲泼尼龙 1~1.5mg/（kg·d）静脉给予。炎症性肠病患儿不宜长期接受糖皮质激素治疗。部分患儿对激素有依赖性，逐渐减量时有些患儿的症状会复发，尤其是发病年龄早的患儿。

3. 免疫抑制剂

常用于氨基水杨酸类药物和激素治疗无效、激素依赖者。临床常用硫代嘌呤，包括6-巯基嘌呤（6-MP），硫唑嘌呤（AZA），甲氨蝶呤，钙依赖磷酸酶抑制剂（环孢素用于溃疡性结肠炎，他克莫司用于克罗恩病）等。硫代嘌呤能减少克罗恩病患者术后临床和内镜检查复发，但起效较慢，不作为急性治疗用药，初次给药3个月左右见效。因此，中重度克罗恩病患儿治疗早期即应考虑该药的应用。硫代嘌呤和甲氨蝶呤适用于以下情况：①氨基水杨酸类难以维持缓解时；②氨基水杨酸及激素类药物治疗无效或效果不佳；③克罗恩病复发激素治疗后替代用药，用于激素依赖病例的维持、缓解及激素撤药；④减轻或消除炎症性肠病激素依赖；⑤瘘管治疗首选。AZA 剂量 $1.5 \sim 2.0$ mg/（kg·d），6-MP 剂量为 $0.75 \sim 1.50$ mg/（kg·d）。常见的不良反应有骨髓抑制、肝功能损害和胰腺炎等。所以初次用药一般从 1/3 或半量开始，4 周左右逐渐增加到足剂量，期间需监测血常规和肝功能。

4. 生物治疗

研究认为，炎症性肠病患者 TNF-α 表达水平增高在疾病过程中起重要作用，故针对 TNF-a 表达过程的生物治疗，如英夫利昔单抗（infliximab，IFX）（肿瘤坏死因子单克隆抗体）应用于临床，其效果已获得大量临床研究证实，被认为是目前用于诱导和维持缓解克罗恩病最有效的药物。IFX 适用于：①常规糖皮质激素或免疫抑制药物治疗无效的中重度活动性克罗恩病或溃疡性结肠炎患者；②传统治疗如抗生素、外科引流和（或）免疫抑制药物治疗无效的瘘管型克罗恩病患者。本品用于炎症性肠病患儿的初始剂量为 5 mg/kg，在第 0、2、6 周给予作为诱导缓解。3 剂无效者不再继续使用本品，有效者随后每隔 8 周给予相同剂量作长程维持治疗。在使用 IFX 前正在接受糖皮质激素治疗时应继续原来的治疗，在取得临床完全缓解后将激素逐步减量至停用。对 IFX 治疗前未接受过免疫抑制剂治疗者，IFX 与 AZA 合用可提高撤离激素缓解率及黏膜愈合率。目前尚无足够资料提出何时可以停用 IFX，对 IFX 维持治疗达 1 年，保持撤离激素缓解伴黏膜愈合及 CRP 正常者，可以考虑停用 IFX，继以免疫抑制剂维持治疗。对停用 IFX 后复发者，再次使用

IFX 可能仍然有效。IFX 的不良反应为可增加感染、肿瘤和免疫反应的发生率。

5. 抗生素

甲硝唑和环丙沙星为克罗恩病治疗中最常用的抗生素。高热或实验室检查显示有严重感染者（并发有腹腔、盆腔脓肿），宜行超声或 CT 扫描以确定是否有脓肿，应给予广谱抗生素积极抗感染治疗。

6. 其他药物

还有将益生菌、沙利度胺等用于本病治疗的报道。沙利度胺具有免疫抑制和免疫刺激的双重作用，能抑制单核细胞产生 TNF-α 及 IL-12，改变黏附分子的水平，从而影响炎症组织的白细胞外渗并抑制炎性反应。此外，其还具有抗血管生成及抑制氧自由基等作用。

（三）其他治疗

对于极早发型炎症性肠病，亦可行人血干细胞移植治疗，国内外均有治疗成功的报道。

（四）手术治疗

1. 急诊手术

当炎症性肠病患儿出现危及生命的并发症，如肠穿孔、顽固性出血或中毒性巨结肠，而药物治疗无效者应及时手术。

2. 择期手术

内科治疗后症状顽固不缓解、长期药物治疗不能耐受者、出现难治性瘘管和窦道等情况时应择期手术。

（五）心理辅导

炎症性肠病患儿常伴有情绪低落、抑郁、自我评价降低等心理问题，进而影响其社会功能。长期疾病的困扰、激素治疗的副作用、生长发育迟缓及青春期延迟对患儿心理均产生较大的影响。因此在积极治疗原发病的同时，应尽量减轻患儿的心理负担，必要时寻求心理科医生的帮助。

儿童炎症性肠病治疗需要一个专业的治疗团队协同完成，包括儿童消化科、儿外科、营养科、心理科、专业护理队伍以及成人消化科（后继治疗）等，在这个专业团队的共同努力下，才能确保炎症性肠病患儿的最佳预后。

第五章　呼吸系统疾病

小儿呼吸道疾病包括上呼吸道急慢性感染性疾病、下呼吸道急慢性感染性疾病、呼吸道变态反应性疾病、胸膜疾病、呼吸道异物、呼吸系统先天性畸形及肺部肿瘤等，其中急性呼吸道感染最为常见，约占儿科门诊的 60% 以上，在住院患儿中，上、下呼吸道感染占 60% 以上，绝大部分为肺炎，且仍是全国 5 岁以下儿童中第 1 位的死亡原因。因此需积极采取措施，降低呼吸道感染的发病率和死亡率。

第一节　急性上呼吸道感染

急性上呼吸道感染系由各种病原引起的上呼吸道的急性感染，俗称"感冒"，是小儿最常见的疾病。该病主要侵犯鼻、鼻咽和咽部，根据主要感染部位的不同可诊断为急性鼻炎、急性咽炎、急性扁桃体炎等，该病是小儿最常见的急性呼吸道感染性疾病。

一、病因

各种病毒和细菌均可引起急性上呼吸道感染，但 90% 以上为病毒，主要有鼻病毒、呼吸道合胞病毒、流感病毒、副流感病毒、柯萨奇病毒（CV）、埃可病毒、腺病毒、冠状病毒等。病毒感染后可继发细菌感染，最常见的为溶血性链球菌，其次为肺炎链球菌、流感嗜血杆菌等。肺炎支原体不仅可引起肺炎，也可引起上吸道感染。

婴幼儿时期由于上呼吸道的解剖和免疫特点易患本病。儿童有营养障碍性疾病，如维生素 D 缺乏性佝偻病、锌或铁缺乏症等，或有免疫缺陷病、被动吸烟、护理不当、气候改变和环境不良等因素时，易反复发生上呼吸道感染或使病程迁延。

二、临床表现

由于年龄、体质、病原体及病变部位的不同，病情的缓急、轻重程度也不同。年长儿症状较轻，婴幼儿则较重。

（一）一般类型急性上呼吸道感染

1. 症状

（1）局部症状：鼻塞、流涕、喷嚏、干咳、咽部不适和咽痛等，多于3~4天内自然痊愈。

（2）全身症状：发热、烦躁不安、头痛、全身不适、乏力等。部分患儿有食欲缺乏、呕吐、腹泻、腹痛等消化道症状。腹痛多为脐周阵发性疼痛，无压痛，可能为肠痉挛所致；如腹痛持续存在，多为并发急性肠系膜淋巴结炎。

婴幼儿起病急，以全身症状为主，常有消化道症状，局部症状较轻。多有发热，体温可高达39~40℃，热程在2~3天至1周左右，起病1~2天内可因发热引起惊厥。

2. 体征

体格检查可见咽部充血、扁桃体肿大，有时可见下颌和颈淋巴结肿大。肺部听诊一般正常。肠道病毒感染者可见不同形态的皮疹。

（二）两种特殊类型的急性上呼吸道感染

1. 疱疹性咽峡炎

病原体为柯萨奇病毒A组。好发于夏秋季，起病急骤，临床表现为高热、咽痛、流涎、厌食、呕吐等。体格检查可发现咽部充血，在咽腭弓、软腭、腭垂的黏膜上可见多个2~4 mm大小灰白色的疱疹，周围有红晕，1~2日后破溃形成小溃疡，疱疹也可发生于口腔的其他部位。病程为1周左右。

2. 咽结膜热

病原体为腺病毒 3、7 型，以发热、咽炎、结膜炎为特征，好发于春夏季，散发或发生小流行。临床表现为高热、咽痛、眼部刺痛，有时伴消化道症状。体检发现咽部充血，可见白色点块状分泌物，周边无红晕，易剥离；一侧或双侧滤泡性眼结膜炎，可伴球结膜出血；颈及耳后淋巴结增大。病程为 1~2 周。

三、并发症

以婴幼儿多见，病变若向邻近器官组织蔓延可引起中耳炎、鼻窦炎、咽后壁脓肿、扁桃体周围脓肿、颈淋巴结炎、喉炎、支气管炎及肺炎等。年长儿若患 A 组 β 溶血性链球菌咽峡炎，以后可引起急性肾小球肾炎和风湿热，其他病原体也可引起类风湿病等结缔组织病。

四、实验室检查

病毒感染者外周血白细胞计数正常或偏低，中性粒细胞减少，淋巴细胞计数相对增高。病毒分离和血清学检查可明确病原。免疫荧光、免疫酶及分子生物学技术可对病原做出早期诊断。

细菌感染者外周血白细胞可增高，中性粒细胞增高，在使用抗菌药物前行咽拭子培养可发现致病菌。C-反应蛋白（CRP）和降钙素原（PCT）有助于鉴别细菌感染。

五、诊断和鉴别诊断

根据临床表现一般不难诊断，但需与以下疾病鉴别。

（一）急性传染病早期

急性上呼吸道感染常为各种传染病的前驱症状，如麻疹、流行性脑脊髓膜炎、百日咳、猩红热等，应结合流行病史、临床表现及实验室资料等综合分析，并观察病情演变加以鉴别。

（二）流行性感冒

由流感病毒引起，根据病毒内部的核苷酸和基质蛋白抗原性的不同分为 A（甲）、B（乙）、C（丙）共 3 型。患者和隐性感染者是流感的主要传染源，潜伏期为 1~4 天。流感有明显的流行病史，局部症状较轻，全身症状较重，主要症状为发热，体温可达 39~40℃，多伴头痛、四肢肌肉酸痛、乏力，少部分出现恶心、呕吐、腹泻，儿童消化道症状多于成人。婴幼儿流感的临床症状往往不典型。新生儿流感少见，但如患流感易合并肺炎。大多数无并发症的流感患儿症状在 3~7 天缓解，但咳嗽和体力恢复常需 1~2 周。流感口服磷酸奥司他韦治疗，最佳给药时间是症状出现的 48 小时内。

（三）变应性鼻炎

某些学龄前或学龄儿童"感冒"症状，如流涕、打喷嚏持续超过 2 周或反复发作而全身症状较轻，则应考虑变应性鼻炎的可能。鼻拭子涂片中嗜酸性粒细胞增多有助于诊断。

在排除上述疾病后，尚应对上呼吸道感染的病原进行鉴别，以便指导治疗。

六、治疗

（一）一般治疗

注意休息，居室通风，多饮水，防止交叉感染及并发症。

（二）抗感染治疗

对病毒感染多采用中药治疗，细菌感染则用抗菌药物。

1. 抗病毒药物

急性上呼吸道感染以病毒感染多见，单纯的病毒性上呼吸道感染属于自限性疾病。普通感冒目前尚无特异性抗病毒药物，部分中药制剂有一定的抗病毒疗效。若为流感病毒感染，可口服磷酸奥司他韦，每次 2 mg/kg，2 次/日。

2. 抗菌药物

细菌性上呼吸道感染或病毒性上呼吸道感染继发细菌感染者可选用抗生素治疗，常选用青霉素类、头孢菌素类或大环内酯类抗生素。

（三）对症治疗

1. 高热

可予对乙酰氨基酚或布洛芬，亦可采用物理降温，如冷敷或温水浴。

2. 惊厥

发生热性惊厥者可予镇静、止惊等处理。

3. 鼻塞者

可酌情给予减充血剂，咽痛可给予咽喉含片。

七、预防

主要靠加强体格锻炼以增强抵抗力；提倡母乳喂养；避免被动吸烟；防治佝偻病及营养不良；避免去人多拥挤、通风不畅的公共场所。

第二节　急性感染性喉炎

急性感染性喉炎是指喉部黏膜的急性弥漫性炎症。以犬吠样咳嗽、声嘶、喉鸣、吸气性呼吸困难为临床特征。冬春季节多发，且多见于婴幼儿。

一、病因

由病毒或细菌感染引起，亦可并发麻疹、百日咳和流感等急性传染病。常见的病毒为副流感病毒、流感病毒和腺病毒，常见的细菌为金黄色葡萄球菌、链球菌和肺炎链球菌。由于小儿喉部解剖特点，炎症时易充血、水肿，出现喉梗阻。

二、临床表现

起病急、症状重。可有发热、犬吠样咳嗽、声嘶、吸气性喉鸣和三凹征；严重时可出现发绀、烦躁不安、面色苍白、心率加快；咽部充血，间接喉镜检查可见喉部、声带有不同程度的充血、水肿。一般白天症状轻，夜间入睡后加重，喉梗阻者若不及时抢救，可窒息死亡。

三、诊断和鉴别诊断

根据急性起病的犬吠样咳嗽、声嘶、喉鸣、吸气性呼吸困难等临床表现不难诊断，但应与白喉、急性会厌炎、喉痉挛、喉或气管异物、喉先天性畸形等所致的喉梗阻鉴别。

四、治疗

（一）一般治疗

保持呼吸道通畅，防止缺氧加重，缺氧者给予吸氧。

（二）糖皮质激素

有抗炎和抑制变态反应等作用，能及时减轻喉头水肿，缓解喉梗阻。病情较轻者可口服泼尼松，Ⅱ度以上喉梗阻患儿应给予静脉滴注地塞米松、氢化可的松或甲泼尼龙。吸入型糖皮质激素，如布地奈德混悬液雾化吸入可促进黏膜水肿的消退。布地奈德混悬液雾化吸入的初始剂量为 1~2 mg，此后可每 12 小时雾化吸入 1 mg，也可应用 2 mg/次，每 12 小时 1 次，最多用 4 次。

（三）控制感染

控制感染的药物包括抗病毒药物和抗菌药物。如考虑为细菌感染，及时给予抗菌药物，一般给予青霉素、大环内酯类或头孢菌素类等。

（四）对症治疗

烦躁不安者要及时镇静；痰多者可选用祛痰剂；不宜使用氯丙嗪和吗啡。

（五）气管插管

经上述处理仍有严重缺氧征象或有Ⅰ度以上喉梗阻者，气管插管，呼吸机辅助通气治疗，必要时行气管切开。

第三节　急性支气管炎

急性支气管炎是指由于各种致病原引起的支气管黏膜感染，由于气管常同时受累，故称为急性气管支气管炎。常继发于上呼吸道感染或为急性传染病的一种表现。急性支气管炎是儿童时期常见的呼吸道疾病，多见于婴幼儿。

一、病因

病原为各种病毒或细菌，或为混合感染，能引起上呼吸道感染的病原体都可引起支气管炎。免疫功能低下、特应性体质、营养障碍、佝偻病和支气管结构异常等均为本病的危险因素。

二、临床表现

大多先有上呼吸道感染症状，之后以咳嗽为主要症状，开始为干咳，以后有痰。婴幼儿症状较重，常有发热、呕吐及腹泻等。一般无全身症状。双肺呼吸音粗糙，可有不固定的、散在的干啰音和粗中湿啰音。婴幼儿有痰常不易咳出，可在咽喉部或肺部闻及痰鸣音。

婴幼儿期伴有喘息的支气管炎，如伴有湿疹或其他过敏史者，少数可发展为支气管哮喘。

三、治疗

（一）一般治疗

同上呼吸道感染，经常变换体位，多饮水，保持适当的湿度，使呼吸道分泌物易于咳出。

（二）控制感染

由于病原体多为病毒，一般不采用抗菌药物。怀疑有细菌感染者则应用抗菌药物，如系支原体感染，则应予以大环内酯类抗菌药物。

（三）对症治疗

一般不用镇咳药物，以免影响痰液咳出，痰液黏稠时可用祛痰药物，如氨溴索、N-乙酰半胱氨酸等。喘憋严重时可用支气管舒张剂，如雾化吸入沙丁胺醇或硫酸特布他林等 β_2 受体激动剂；也可以吸入糖皮质激素，如布地奈德混悬液。喘息严重者可加口服泼尼松 3~5 天。

第四节　支气管哮喘

支气管哮喘简称哮喘，是儿童期最常见的慢性呼吸道疾病。哮喘是多种细胞（如嗜酸性粒细胞、肥大细胞、T 淋巴细胞、中性粒细胞及气道上皮细胞等）和细胞组分共同参与的气道慢性炎症性疾病，这种慢性炎症导致气道反应性的增加，通常出现广泛多变的可逆性气流受限，并引起反复发作性的喘息、气促、胸闷或咳嗽等症状，常在夜间和（或）清晨发作或加剧，多数患儿可经治疗缓解或自行缓解。据世界卫生组织估计，全球约有 3 亿人罹患哮喘，发达国家高于发展中国家，城市高于农村。儿童哮喘如诊治不及时，随病程的延长可产生气道不可逆性狭窄和气道重塑。因此，早期防治至关重要。为此，WHO 与美国国立卫生研究院心肺血液研究所制定了全球哮喘防治创议方案，目前已成为防治哮喘的重要指南，该方案不断更新，最近数年每年均有更新，目前已出版 GINA 2022 版。中华医学会儿科学分会呼吸学组制定了《儿童支气管哮喘诊断与防治指南》2016 年版本。

一、发病机制

哮喘的发病机制极为复杂，尚未完全清楚。除了过敏性哮喘，临床上还存在肥胖型哮喘、运动性哮喘、胸闷变异性哮喘和非过敏性哮喘等。目前认为哮喘的发病机制与免疫、神经、精神、内分泌因素、遗传学背景和神经信号通路密切相关。

（一）免疫因素

气道慢性炎症被认为是哮喘的本质。自 19 世纪 90 年代以来，通过大量临床病理研究发现，无论病程长短、病情轻重，哮喘患者均存在气道慢性炎症。研究表明哮喘的免疫学发病机制为：Ⅰ 型树突状细胞（DC1）成熟障碍，分泌白细胞介素（IL）-12 不足，使辅助性 T 细胞 Th0 不能向 Th_1 细胞分化；在 IL-4 诱导下 DC Ⅱ 促进 Th_0 细胞向 Th_2 发育，导致 TH_1（分泌 IFN-γ 减少）/Th_2（分泌 IL-4 增高）细胞功能失衡。TH_2 细胞促进 B 细胞产生大量 IgE（包括抗原特异性 IgE）和分泌炎症性细胞因子（包括黏附分子）刺激其他细胞（如上皮细胞、内皮细胞、嗜碱性粒细胞、肥大细胞和嗜酸性粒细胞等）产生一系列炎症介质（如白三烯、内皮素、前列腺素和血栓素 A_2 等），最终诱发速发型 IgE 增高变态反应和慢性气道炎症。同时，近年研究发现，Th_{17} 细胞和调节性 T 细胞（Treg）在哮喘中的作用日益受到重视。

（二）神经、精神和内分泌因素

哮喘患儿 β-肾上腺素能受体功能低下和迷走神经张力亢进，或同时伴有 α-肾上腺能神经反应性增强，从而发生气道高反应性。气道的自主神经系统除肾上腺素能和胆碱能神经系统外，尚存在第三类神经，即非肾上腺素能非胆碱能神经系统。

一些患儿哮喘发作与情绪有关，其原因不明，更常见的是因严重的哮喘发作影响患儿及其家人的情绪。约 2/3 患儿于青春期哮喘症状完全消失，于月经期、妊娠期和患甲状腺功能亢进时症状加重，均提示哮喘的发病可能与内分泌功能紊乱有关，具体机制不明。许多研究表明，肥胖与哮喘的发病存在显著相关性，两者之间的关系日益受到重视，儿童哮喘国际共识（ICON）已将肥胖哮喘列为哮喘的一种特殊表型。

（三）遗传学背景

哮喘具有明显遗传倾向，患儿及其家庭成员患过敏性疾病和特应性体质者明显高于正常人群。哮喘为多基因遗传性疾病，已发现许多与哮喘发病有关的基因（疾病相关基因），如 IgE、IL-4、IL-13、T 细胞抗原受体（TCR）等基因多态性。但是，哮喘发病率 30 余年来明显增高，不能单纯以基因变异来解释。

（四）神经信号通路

研究发现在哮喘患儿体内存在丝裂素活化蛋白激酶等神经信号通路调控着细胞因子、黏附因子和炎性介质对机体的作用，参与气道炎症和气道重塑。

二、危险因素

（1）吸入过敏原（室内：尘螨、动物毛屑及排泄物、蟑螂、真菌等；室外：花粉、真菌等）。

（2）食入过敏原（牛奶、鱼、虾、螃蟹、鸡蛋和花生等）。

（3）呼吸道感染（尤其是病毒及支原体感染）。

（4）强烈的情绪变化。

（5）运动和过度通气。

（6）冷空气。

（7）药物（如阿司匹林等）。

（8）职业粉尘及气体。

以上为诱发哮喘症状的常见危险因素。有些因素只引起支气管痉挛，如运动及冷空气；有些因素可以突然引起哮喘的致死性发作，如药物及职业性化学物质。

三、病理和病理生理

哮喘死亡患儿的肺组织呈肺气肿，大、小气道内填满黏液栓。黏液栓由黏液、血清蛋白、炎症细胞和细胞碎片组成。显微镜显示支气管和毛细支气管上皮细胞脱落，管壁嗜酸性粒细胞和单核细胞浸润，血管扩张和微血管渗漏，基底膜增厚，平滑肌增生肥厚，杯状细胞和黏膜下腺体增生。

气流受阻是哮喘病理生理改变的核心，支气管痉挛、管壁炎症性肿胀、黏液栓形成和气道重塑均是造成患儿气道受阻的原因。

（一）支气管痉挛

急性支气管痉挛为速发型哮喘反应，是 IgE 依赖型介质释放所致（Ⅰ型变态反应），包括肥大细胞释放组胺、前列腺素和白三烯等。

（二）管壁炎症性肿胀

抗原对气道刺激后 6~24 小时发生气道直径减小的原因是微血管通透性和漏出物增加，使气道黏膜增厚和肿胀。管壁炎症性肿胀伴随或不伴随平滑肌收缩，为迟发型哮喘反应。

（三）黏液栓形成

主要发生于迟发型哮喘，黏液分泌增多，形成黏液栓，重症病例黏液栓广泛阻塞细小支气管，引起严重呼吸困难，甚至发生呼吸衰竭。

（四）气道重塑

因慢性和反复的炎症损害，可以导致气道重塑，表现为气道壁增厚和基质沉积、胶原沉积，上皮下纤维化，平滑肌增生和肥大，肌成纤维细胞增殖及黏液腺杯状细胞化生及增生，上皮下网状层增厚，微血管生成。

气道高反应是哮喘的基本特征之一，指气道对多种刺激因素，如过敏原、理化因素、运动和药物等呈现高度敏感状态，在一定程度上反映了气道炎症的严重性。气道炎症通过气道上皮损伤、细胞因子和炎症介质的作用引起气道高反应。

四、临床表现

咳嗽和喘息呈阵发性发作，以夜间和清晨为重。发作前可有流涕、打喷嚏和胸闷，发作时呼吸困难，呼气相延长伴有喘鸣声。严重病例呈端坐呼吸，恐惧不安，大汗淋漓，面色青灰。

体格检查可见桶状胸、三凹征，肺部满布呼气相哮鸣音，严重者气道广泛堵塞，哮鸣音反可消失，称"闭锁肺"，是哮喘最危险的体征。肺部粗湿啰音时隐时现，在剧烈咳嗽后或体位变化时可消失，提示湿啰音的产生是位于气管内的分泌物所致。在发作间歇期可无任何症状和体征，有些病例在用力时才可听到呼气相哮鸣音。此外在体格检查时还应注意有无变应性鼻炎、鼻窦炎和湿疹等。

哮喘急性发作经合理使用支气管舒张剂和糖皮质激素等哮喘缓解药物治疗后，仍有严重或进行性呼吸困难者，称为哮喘持续状态。如支气管阻塞未及时得到缓解，可迅速发展为呼吸衰竭，直接威胁生命（危及生命的哮喘发作）。

五、辅助检查

（一）肺通气功能检测

肺通气功能检测是诊断哮喘的重要手段，也是评估哮喘病情严重程度和控制水平的重要依据，主要用于 5 岁以上患儿。对于第 1 秒用力呼气量（FEV_1）≥正常预计值70%的疑似哮喘患儿，可选择支气管激发试验测定气道反应性，对于 FEV_1<正常预计值70%的疑似哮喘患儿，选择支气管舒张试

验评估气流受限的可逆性，支气管激发试验阳性、支气管舒张试验阳性均有助于确诊哮喘。呼气峰流速（PEF）的日间变异率是诊断哮喘和反映哮喘严重程度的重要指标，如 PEF 日间变异率≥13%有助于确诊为哮喘。

（二）胸部 X 线检查

急性期胸部 X 线正常或呈间质性改变，可有肺气肿或肺不张。胸部 X 线还可排除或协助排除肺部其他疾病，如肺炎、肺结核、气管支气管异物和先天性呼吸系统畸形等。

（三）变应原检测

用多种吸入性过敏原或食物性变应原提取液所做的变应原皮肤试验是诊断变态反应性疾病的首要工具，提示患者对该变应原过敏与否。目前常用方法为变应原皮肤点刺试验。血清特异性 IgE 测定也有助于了解患儿过敏状态，协助哮喘诊断。血清总 IgE 测定只能反映是否存在特应质。

（四）支气管镜检查

反复喘息或咳嗽儿童，经规范哮喘治疗无效，怀疑其他疾病，或哮喘合并其他疾病，如气道异物、气道内膜结核、先天性呼吸系统畸形等，应考虑予以支气管镜检查以进一步明确诊断。

（五）其他

呼出气一氧化氮（FeNO）浓度测定和诱导痰技术在儿童哮喘诊断和病情监测中发挥着一定的作用。

六、诊断和鉴别诊断

（一）诊断

中华医学会儿科学分会呼吸学组于 2016 年修订了我国《儿童支气管哮喘

诊断与防治指南》（2016 年版）。

1. 儿童哮喘诊断标准

（1）反复喘息、咳嗽、气促、胸闷，多与接触变应原、冷空气有关，与发生物理和化学性刺激、呼吸道感染、运动以及过度通气（如大笑和哭吵）等有关，常在夜间和（或）凌晨发作或加剧。

（2）发作时在双肺可闻及散在或弥漫性、以呼气相为主的哮鸣音，呼气相延长。

（3）上述症状和体征经抗哮喘治疗有效，或自行缓解。

（4）除外其他疾病所引起的喘息、咳嗽、气促和胸闷。

（5）临床表现不典型者（如无明显喘息或哮鸣音），应至少具备以下 1 项。①证实存在可逆性气流受限，其中包括以下两种情况。a. 支气管舒张试验阳性：吸入速效 β_2 受体激动剂（如沙丁胺醇压力定量气雾剂 $200\sim400~\mu g$）15 分钟之后 FEV_1 增加 $\geqslant12\%$。b. 抗炎治疗后肺通气功能改善：给予吸入型糖皮质激素和（或）抗白三烯药物治疗 $4\sim8$ 周后，FEV_1 增加 $\geqslant12\%$。②支气管激发试验阳性。③PEF 日间变异率（连续监测 2 周）$\geqslant13\%$。

符合以上（1）～（4）条或第（4）、（5）条者，可以诊断为哮喘。

2. 咳嗽变异型哮喘诊断标准

（1）咳嗽持续>4 周，常在运动、夜间和（或）凌晨发作或加重，以干咳为主，不伴有喘息。

（2）临床上无感染征象，或经较长时间抗生素治疗无效。

（3）抗哮喘药物诊断性治疗有效。

（4）排除其他原因引起的慢性咳嗽。

（5）支气管激发试验阳性和（或）PEF 日间变异率（连续监测 2 周）$\geqslant13\%$。

（6）个人或一、二级亲属特应性疾病史，或变应原检测阳性。

以上（1）～（4）项为诊断基本条件。

由于年幼儿患哮喘其临床特点、治疗及其预后均有别于年长儿，中华儿科学会呼吸学组 1988 年提出婴幼儿哮喘诊断标准，从最初的 8 项评分到

1992 年的 5 项评分，直至 1998 年的不评分诊断。婴幼儿哮喘诊断的提出对我国儿童哮喘的早期诊断和防治起到了积极的作用。但是根据 GINA 方案以及美国、英国等许多国家的儿童哮喘诊疗指南，哮喘可以发生于儿童的各个年龄段，所以儿童哮喘的诊断不应以年龄诊断。尽管不以年龄命名诊断哮喘，仍需要在哮喘诊断、鉴别诊断、检查、治疗等方面多加强调，不同年龄段（≥6 岁儿童和<6 岁儿童）存在不同特点。

哮喘预测指数能有效地用于预测 3 岁内喘息儿童发展为持续性哮喘的危险性。哮喘预测指数：在过去 1 年喘息≥4 次，具有 1 项主要危险因素或 2 项次要危险因素。主要危险因素包括：①父母有哮喘病史；②经医生诊断为特应性皮炎；③有吸入变应原致敏的依据。次要危险因素包括：①有食物变应原致敏的依据；②外周血嗜酸性粒细胞≥4%；③与感冒无关的喘息。如哮喘预测指数阳性，建议按哮喘规范治疗。

（二）哮喘的分期与病情的评价

哮喘可分为急性发作期、慢性持续期和临床缓解期。急性发作期是指突然发生喘息、咳嗽、气促和胸闷等症状，或原有症状急剧加重。慢性持续期是指近 3 个月内不同频度和（或）不同程度地出现症状（喘息、咳嗽和胸闷），可根据病情严重程度分级或控制水平分级，目前临床推荐使用控制水平进行分级。临床缓解期指经过治疗或未经治疗症状和体征消失，肺功能（FEV_1 或 PEF）≥80%预计值，并维持 3 个月以上。

（三）鉴别诊断

以喘息为主要症状的儿童哮喘应注意与毛细支气管炎、肺结核、气道异物、先天性呼吸系统畸形、支气管肺发育不良和先天性心血管疾病鉴别，咳嗽变异型哮喘应注意与支气管炎、鼻窦炎、胃食管反流和嗜酸性粒细胞支气管炎等疾病相鉴别。

七、治疗

哮喘治疗的目标：①有效控制急性发作症状，并维持最轻的症状，甚至无症状；②防止症状加重或反复；③尽可能将肺功能维持在正常或接近正常水平；④防止发生不可逆的气流受限；⑤保持正常活动（包括运动）能力；⑥避免药物不良反应；⑦防止因哮喘而死亡。

哮喘控制治疗应尽早开始。治疗原则为长期、持续、规范和个体化治疗。急性发作期治疗重点为抗炎、平喘，以便快速缓解症状；慢性持续期应坚持长期抗炎，降低气道反应性，防止气道重塑，避免危险因素并坚持自我保健。

治疗哮喘的药物包括缓解药物和控制药物。缓解药物能快速缓解支气管收缩及其他伴随的急性症状，用于哮喘急性发作期，包括：①吸入型速效 β_2 受体激动剂；②全身型糖皮质激素；③抗胆碱能药物；④口服短效 β_2 受体激动剂；⑤短效茶碱等。控制药物是抑制气道炎症需长期使用的药物，用于哮喘慢性持续期，包括：①吸入型糖皮质激素；②白三烯调节剂；③缓释茶碱；④长效 β_2 受体激动剂；⑤肥大细胞膜稳定剂；⑥全身性糖皮质激素等；⑦抗 IgE 抗体。

（一）哮喘急性发作期治疗

1. β_2 受体激动剂

β_2 受体激动剂是目前最有效、临床应用最广的支气管舒张剂。根据起作用的快慢分为速效和缓慢起效两大类；根据维持时间的长短分为短效和长效两大类。吸入型速效 β_2 受体激动剂疗效可维持 4~6 小时，是缓解哮喘急性症状的首选药物，严重哮喘发作时第 1 小时可每 20 分钟吸入 1 次，以后每 1~4 小时可重复吸入。药物剂量：每次沙丁胺醇 2.5~5.0 mg 或特布他林 2.5~5.0 mg。急性发作病情相对较轻时也可选择短期口服短效 β_2 受体激动剂，如沙丁胺醇片和特布他林片等。

2. 糖皮质激素

病情较重的急性病例应给予口服泼尼松或泼尼松龙短程治疗（1~7 天），

每日 1~2 mg/kg, 分 2~3 次。一般不主张长期使用口服糖皮质激素治疗儿童哮喘。严重哮喘发作时应静脉给予甲泼尼龙, 每日 2~6 mg/kg, 分 2~3 次输注, 或琥珀酸氢化可的松或氢化可的松, 每次 5~10 mg/kg。一般静脉糖皮质激素使用 1~7 天, 症状缓解后即停止静脉用药, 若需持续使用糖皮质激素者, 可改为口服泼尼松。ICS 对儿童哮喘急性发作的治疗有一定的帮助, 选用雾化吸入布地奈德悬液 0.5~1 mg/次, 每 6~8 小时 1 次, 但病情严重时不能以吸入治疗替代全身型糖皮质激素治疗, 以免延误病情。

3. 抗胆碱能药物

吸入型抗胆碱能药物如溴化异丙托品, 其舒张支气管的作用比 β_2 受体激动剂弱, 起效也较慢, 但长期使用不易产生耐药效果, 不良反应少。尤其对 β_2 受体激动剂治疗反应不佳的中重度患儿应尽早联合使用。

4. 短效茶碱

可作为缓解药物用于哮喘急性发作的治疗, 主张将其作为哮喘综合治疗方案中的一部分, 而不单独应用治疗哮喘。需注意其不良反应, 长时间使用者, 最好监测茶碱的血药浓度。

(二) 哮喘持续状态的处理

1. 氧疗

所有危重哮喘患儿均存在低氧血症, 采用鼻导管或面罩吸氧, 以维持血氧饱和度 >0.94。

2. 补液、纠正酸中毒

注意维持水、电解质平衡, 纠正酸碱紊乱。

3. 糖皮质激素

全身应用糖皮质激素作为儿童危重哮喘治疗的一线药物, 应尽早使用。病情严重时不能以吸入治疗替代全身型糖皮质激素治疗, 以免延误病情。

4. 支气管扩张剂的使用

①吸入型速效 β_2 受体激动剂; ②氨茶碱静脉滴注; ③抗胆碱能药物;

④肾上腺素皮下注射，药物剂量：每次皮下注射 1 : 1000 肾上腺素 0.01 mL/kg，儿童最大不超过 0.3 mL。必要时可每 20 分钟使用 1 次，不能超过 3 次。

5. 镇静剂

可用水合氯醛灌肠，禁用其他镇静剂；在插管条件下，亦可用地西泮镇静，剂量为每次 0.3~0.5 mg/kg。

6. 抗菌药物治疗

儿童哮喘发作主要由病毒引发，抗菌药物不作为常规应用，若伴有肺炎支原体感染，或者合并细菌感染则选用病原体敏感的抗菌药物。

7. 辅助机械通气指征

①持续严重的呼吸困难；②呼吸音减低或几乎听不到哮鸣音及呼吸音；③因过度通气和呼吸肌疲劳而使胸廓运动受限；④意识障碍、烦躁或抑制，甚至昏迷；⑤吸氧状态下发绀进行性加重；⑥$PaCO_2 \geq 65$ mmHg。

(三) 哮喘慢性持续期治疗

1. ICS

ICS 是哮喘长期控制的首选药物，也是目前最有效的抗炎药物，优点是通过吸入药物直接作用于气道黏膜，局部抗炎作用强，全身不良反应少。通常需要长期、规范吸入较长时间才能达到完全控制。目前临床上常用 ICS 有布地奈德、丙酸氟替卡松和丙酸倍氯米松。

2. 白三烯调节剂

分为白三烯合成酶抑制剂和白三烯受体拮抗剂，二者耐受性好，副作用少，服用方便。白三烯受体拮抗剂包括孟鲁司特和扎鲁司特。

3. 缓释茶碱

用于长期控制时，主要协助 ICS 抗炎，每日分 1~2 次服用，以维持昼夜血药浓度的稳定。

4. 长效 β_2 受体激动剂

药物包括福莫特罗、沙美特罗、班布特罗及丙卡特罗等。

5. 肥大细胞膜稳定剂

色甘酸钠，常用于预防运动及其他刺激诱发的哮喘。

6. 全身性糖皮质激素

在哮喘慢性持续期控制哮喘发作过程中，全身性糖皮质激素仅短期在慢性持续期分级为重度持续患儿，长期使用高剂量 ICS 加吸入型长效 β_2 受体激动剂及其他控制药物疗效欠佳的情况下使用。

7. 抗 IgE 抗体

对 IgE 介导的过敏性哮喘具有较好的效果。但由于价格昂贵，仅适用于血清 IgE 明显升高、ICS 无法控制的 12 岁以上的重度持续性过敏性哮喘患儿。

8. 联合治疗

对病情严重度分级为重度持续型和单用 ICS 病情控制不佳的中度持续型哮喘提倡长期联合治疗，如 ICS 联合吸入型长效 β_2 受体激动剂、ICS 联合白三烯调节剂和 ICS 联合缓释茶碱。

9. 过敏原特异性免疫治疗

在无法避免接触变应原或药物治疗无效时，可考虑针对变应原的特异性免疫治疗，需要在有抢救措施的医院进行。AIT 是目前可能改变过敏性疾病自然进程的唯一治疗方法，但对肺功能的改善和降低气道高反应性的疗效尚需进一步临床研究和评价。特异性免疫治疗应与抗炎及平喘药物联用，坚持足够的疗程。

10. 儿童哮喘长期治疗升降级治疗与疗程问题

儿童哮喘需要强调规范化治疗，每 3 个月应评估病情，以决定升级治疗、维持治疗或降级治疗。如通常需要 1~3 年乃至更长时间才能达到对 ICS 的完全控制。≥6 岁儿童哮喘规范化治疗的最低剂量能维持控制，并且 6 个月至 1 年内无症状反复，可考虑停药。<6 岁哮喘患儿的症状自然缓解比例高，因此该年龄段儿童每年至少要进行两次评估，经过 3~6 个月的控制治疗后，病情

稳定即可考虑停药观察。

八、管理与教育

（一）避免危险因素

应避免接触变应原，积极治疗和清除感染灶，去除各种诱发因素（吸烟、呼吸道感染和气候变化等）。

（二）哮喘的教育与管理

哮喘患儿的教育与管理是提高疗效、减少复发、提高患儿生活质量的重要措施。通过对患儿及家长进行哮喘基本防治知识的教育，调动其对哮喘防治的主观能动性，提高依从性，避免各种危险因素，巩固治疗效果，提高生活质量。教会患儿及其家属正确使用儿童哮喘控制测试（C-ACT）等儿童哮喘控制问卷，以判断哮喘控制水平。

（三）多形式教育

通过门诊教育、集中教育（交流会和哮喘之家等活动）、媒体宣传（广播、电视、报纸、科普杂志和书籍等）和定点教育（与学校、社区卫生机构合作）等多种形式，向哮喘患儿及其家属宣传哮喘基本知识。

九、预后

儿童哮喘的预后较成人好，病死率约为 2/10 万~4/10 万，约 70%~80% 年长后症状不再反复，但仍可能存在不同程度的气道炎症和气道高反应性，30%~60% 的患儿可完全控制或自愈。

第五节　支气管肺炎

支气管肺炎是累及支气管壁和肺泡的炎症，为儿童时期最常见的肺炎，2岁以内儿童多发。一年四季均可发病，北方多发生于冬春寒冷季节及气候骤变时。室内居住拥挤、通风不良、空气污浊，致病微生物增多，易发生肺炎。此外有营养不良、维生素D缺乏性佝偻病、先天性心脏病等并存症及低出生体重儿、免疫缺陷者均易发生本病。

一、病因

最常见为细菌和病毒感染，也可由病毒和细菌混合感染。发达国家儿童肺炎病原体以病毒为主，主要有合胞病毒（RSV）、腺病毒（ADV）、流感病毒、副流感病毒及鼻病毒等。发展中国家则以细菌为主，细菌感染仍以肺炎链球菌多见，近年来支原体、衣原体和流感嗜血杆菌感染有增加的趋势。病原体常由呼吸道入侵，少数经血行入肺。

二、病理

病理变化以肺组织充血、水肿、炎症细胞浸润为主。肺泡内充满渗出物，经肺泡壁通道向周围组织蔓延，呈点片状炎症病灶。若病变融合成片，可累及多个肺小叶或更为广泛。当小支气管、毛细支气管发生炎症时，可导致管腔部分或完全阻塞而引起肺气肿或肺不张。

不同病原体造成肺炎的病理改变亦不同：细菌性肺炎以肺实质受累为主；而病毒性肺炎则以间质受累为主，亦可累及肺泡。临床上支气管肺炎与间质性肺炎常同时并存。

三、病理生理

主要变化是由于支气管、肺泡炎症引起通气和换气障碍，导致缺氧和二氧化碳潴留，从而产生的一系列病理生理改变。

（一）呼吸功能不全

由于通气和换气障碍，氧进入肺泡以及氧自肺泡弥散至血液和二氧化碳（CO_2）排出均发生障碍，血液含氧量下降，动脉血氧分压（PaO_2）和动脉血氧饱和度（SaO_2）均降低，致低氧血症，血 CO_2 浓度升高。当 $SaO_2 < 85\%$，还原型血红蛋白 > 50 g/L 时，则出现发绀现象。肺炎早期可仅有缺氧，无明显 CO_2 潴留。为代偿缺氧，呼吸和心率加快以增加每分通气量和改善通气血流比，随着病情的进展，通气和换气功能严重障碍，在缺氧的基础上出现 CO_2 潴留。此时 PaO_2 和 SaO_2 下降，$PaCO_2$ 升高，当 $PaO_2 < 60$ mmHg 和（或）$PaCO_2 > 50$ mmHg 时即为呼吸衰竭。为增加呼吸深度以吸进更多的氧，辅助呼吸肌也参与活动，因而出现鼻翼扇动和吸气性凹陷。

（二）酸碱平衡失调及电解质紊乱

严重缺氧时，体内需氧代谢发生障碍，无氧酵解增强，酸性代谢产物增加，加上高热、进食少、脂肪分解等因素，常引起代谢性酸中毒；同时由于 CO_2 排出受阻，可产生呼吸性酸中毒。因此，严重者存在不同程度的混合性酸中毒。6 个月以上的儿童，因呼吸代偿功能稍强，通过加深加快呼吸，加快排出 CO_2，可致呼吸性碱中毒，血 pH 变化不大，影响较小；而 6 个月以下的儿童，代偿能力较差，CO_2 潴留往往明显，甚至发生呼吸衰竭。缺氧和 CO_2 潴留导致肾小动脉痉挛而引起水钠潴留，且重症肺炎缺氧时常有抗利尿激素（ADH）分泌增加，加上缺氧使细胞膜通透性改变、钠泵功能失调，使 Na^+ 进入细胞内，造成低钠血症。

（三）心血管系统

病原体和毒素侵袭心肌，引起心肌炎；缺氧使肺小动脉反射性收缩，肺循环压力增高，使右心负荷增加。肺动脉高压和中毒性心肌炎是诱发心力衰竭的主要原因。重症患儿常出现微循环障碍、休克，甚至弥散性血管内凝血（DIC）。

（四）神经系统

严重缺氧和 CO_2 潴留使血与脑脊液 pH 降低，高碳酸血症使脑血管扩张、血流减慢、血管通透性增加，致使颅内压增加。严重缺氧使脑细胞无氧代谢增加，造成乳酸堆积、ATP 生成减少和 Na^+-K^+ 离子泵转运功能障碍，引起脑细胞内钠水潴留，形成脑水肿。病原体的毒素作用亦可引起脑水肿。

（五）胃肠道功能紊乱

低氧血症和病原体毒素可使胃肠黏膜糜烂、出血，上皮细胞坏死脱落，导致黏膜屏障功能破坏，使胃肠功能紊乱，出现腹泻、呕吐，甚至发生缺氧中毒性肠麻痹。毛细血管通透性增高，可致消化道出血。

四、临床表现

2 岁以下的婴幼儿多见，起病多数较急，发病前数日多先有上呼吸道感染，主要临床表现为发热、咳嗽、气促、肺部固定中细湿啰音。

（一）主要症状

1. 发热

热型不定，多为不规则热，亦可为弛张热或稽留热。值得注意的是，新生儿、重度营养不良患儿体温可不升或低于正常。

2. 咳嗽

较频繁，早期为刺激性干咳，极期咳嗽反而减轻，恢复期咳嗽有痰。

3. 气促

多在发热、咳嗽后出现。

4. 全身症状

精神不振、食欲减退、烦躁不安，轻度腹泻或呕吐。

（二）体征

1. 呼吸增快

40~80 次/分，并可见鼻翼扇动和吸气性凹陷。

2. 发绀

口周、鼻唇沟和指（趾）端发绀，轻症患儿可无发绀。

3. 肺部啰音

早期不明显，可有呼吸音粗糙、减低，以后可闻及固定的中细湿啰音，以背部两侧下方及脊柱两旁较多，于深吸气末更为明显。肺部叩诊多正常，病灶融合时可出现实变体征。

（三）重症肺炎的表现

重症肺炎由于严重的缺氧及毒血症，除有呼吸衰竭外，可发生心血管、神经和消化等系统严重功能障碍。

1. 心血管系统

可发生心肌炎、心包炎等，有先天性心脏病者易发生心力衰竭。肺炎合并心力衰竭时可有以下表现：①安静状态下呼吸突然加快>60 次/分；②安静状态下心率突然增快>180 次/分；③突然极度烦躁不安，明显发绀，面色苍白或发灰，指（趾）甲微血管再充盈时间延长，以上 3 项不能用发热、肺炎本身和其他合并症解释；④心音低钝、奔马律，颈静脉怒张；⑤肝脏迅速增大；⑥少尿或无尿，眼睑或双下肢水肿，亦有学者认为上述症状为肺炎本身的表现。

2. 神经系统

在确诊肺炎后出现下列症状与体征，可考虑为缺氧中毒性脑病：①烦躁、嗜睡、眼球上窜、凝视；②球结膜水肿，前囟隆起；③昏睡、昏迷、惊厥；④瞳孔改变，对光反射迟钝或消失；⑤呼吸节律不整，呼吸心跳解离（有心跳，无呼吸）；⑥有脑膜刺激征，脑脊液检查除压力增高外，其他均正常。在肺炎的基础上，除外热性惊厥、低血糖、低血钙及中枢神经系统感染（脑炎、脑膜炎），如有①、②项则提示脑水肿，伴其他 1 项以上者可确诊。

3. 消化系统

严重者发生缺氧中毒性肠麻痹时，表现为频繁呕吐、严重腹胀、呼吸困难加重，听诊肠鸣音消失。重症患儿还可呕吐咖啡样物，大便潜血阳性或柏油样便。

4. 抗利尿激素异常分泌综合征

①血钠≤130 mmol/L，血渗透压<275 mmol/L；②肾脏排钠增加，尿钠≥20mmol/L；③临床上无血容量不足，皮肤弹性正常；④尿渗透摩尔浓度高于血渗透摩尔浓度；⑤肾功能正常；⑥肾上腺皮质功能正常；⑦ADH 升高。若ADH 不升高，则可能为稀释性低钠血症。抗利尿激素分泌失调综合征（SI-ADH）与缺氧中毒性脑病有时表现类似，但治疗却完全不同，应注意检查血钠以资鉴别。

5. 弥散性血管内凝血（DIC）

可表现为血压下降、四肢凉、脉速而弱，皮肤、黏膜及胃肠道出血。

五、严重度评估

WHO 推荐 2 月龄~5 岁儿童出现胸壁吸气性凹陷或鼻翼扇动或呻吟之一表现者，提示有低氧血症，为重度肺炎。如果出现中心性发绀、严重呼吸窘迫、拒食或脱水征、意识障碍（嗜睡、昏迷、惊厥）之一表现者为极重度肺炎，这是重度肺炎的简易判断标准，适用于发展中国家及基层地区。对于住院患儿或条件较好的地区，社区获得性肺炎（CAP）严重度评估还应依据肺部病变范围、有无低氧血症以及有无肺内外并发症表现等判断。

六、并发症

早期合理治疗者并发症少见。若延误诊断或病原体致病力强，则可引起并发症，如胸腔积液（如脓胸）、脓气胸、肺大疱、肺不张、支气管扩张等。

（一）脓胸

临床表现有高热不退、呼吸困难加重；患侧呼吸运动受限；语颤减弱；叩诊呈浊音；听诊呼吸音减弱，其上方有时可听到管状呼吸音。当积脓较多时，患侧肋间隙饱满，纵隔和气管向健侧移位。胸部 X 线（立位）示患侧肋膈角变钝，或呈反抛物线状阴影。胸腔穿刺可抽出脓液。

（二）脓气胸

肺脏边缘的脓肿破裂并与肺泡或小支气管相通，即造成脓气胸，表现为突然呼吸困难加剧、剧烈咳嗽、烦躁不安、面色发绀。胸部叩诊积液上方呈鼓音，听诊呼吸音减弱或消失。若支气管破裂处形成活瓣，气体只进不出，形成张力性气胸，可危及生命，必须积极抢救。立位 X 线检查可见液气面。

（三）肺大疱

由于细支气管形成活瓣性部分阻塞，气体进得多、出得少或只进不出，肺泡扩大、破裂而形成肺大疱，可 1 个亦可多个。体积小者无症状，体积大者可引起呼吸困难。X 线可见薄壁空洞。

（四）肺脓肿

由于化脓性感染造成肺实质的空洞性损害，并形成脓腔。肺脓肿常见的病原有金黄色葡萄球菌、克雷伯杆菌等。脓肿可侵及胸膜或破溃至胸膜腔引发脓胸。起病通常隐匿，有发热、不适、食欲缺乏和体重下降等。极期可有细菌性肺炎的临床表现：咳嗽，常伴有咯血，未经治疗的患儿可在病程 10 日左右咳恶臭味脓痰；呼吸困难、高热、胸痛；白细胞显著升高；X 线片可见圆形阴影，如与支气管相通则脓腔内有液平面，周围有炎性浸润影。脓肿可单发或多发，治疗后可留有少许纤维索条影。

以上 4 种并发症多见于金黄色葡萄球菌肺炎、耐药肺炎链球菌肺炎和某些革兰氏阴性杆菌肺炎。

（五）支气管扩张

肺炎部位支气管阻塞，腔内淤滞的分泌物造成对支气管壁的压力，日久造成远端扩张。同时扩张的支气管，由于分泌物堆积，容易反复感染。感染和支气管阻塞是支气管扩张的两个基本致病因素，而且呈恶性循环。临床表现为反复咳嗽、咳痰，部分可有咯血，大多数可在肺底闻及湿啰音，部分患儿可有干啰音，病史长的患儿可出现生长发育落后、营养不良，杵状指（趾）的出现早晚不一，且并非必然出现。X 线片上，轻度时肺纹理粗重，病变严重时可见卷发影或呈蜂窝状，常伴肺不张及炎症浸润影。X 线片由于分辨率不高，易遗漏部分支气管扩张病变，而肺部 CT，尤其高分辨率 CT（HRCT）能细致地显示病变，不易漏诊。在肺 CT 上支气管扩张的特点主要为支气管宽度是伴行的血管宽度的 1.5 倍以上。近年来，HRCT 已代替支气管造影，对临床高度疑似支气管扩张症患儿，首选 HRCT 检查协助诊断。

七、辅助检查

（一）外周血检查

1. 白细胞检查

细菌性肺炎白细胞计数升高，中性粒细胞增多，并有核左移现象，胞质可有中毒颗粒。病毒性肺炎的白细胞计数大多正常或偏低，亦有少数升高者，时有淋巴细胞增高或出现异型淋巴细胞。

2. C-反应蛋白（CRP）

细菌感染时血清 CRP 值多上升，非细菌感染时则上升不明显。

3. 前降钙素（PCT）

细菌感染时可升高，抗菌药物治疗有效时，可迅速下降。

（二）病原学检查

1. 细菌学检查

（1）细菌培养和涂片：采集气管吸取物、肺泡灌洗液、胸腔积液、脓液和血标本做细菌培养和鉴定，同时进行药物敏感试验，对明确细菌性病原和指导治疗有意义。亦可做涂片染色镜检进行初筛试验。

（2）其他检查：血清学检测肺炎链球菌荚膜多糖抗体水平；荧光多重PCR检测细菌特异基因，如肺炎链球菌编码溶血素基因。

2. 病毒学检查

（1）病毒分离：感染肺组织、支气管肺泡灌洗液、鼻咽分泌物病毒培养、分离是病毒病原诊断的可靠力法。

（2）病毒抗体检测：经典的方法有免疫荧光试验（IFA）、酶联免疫吸附试验（ELISA）等。特异性抗病毒IgM升高可早期诊断。血清特异性IgG抗体滴度进行性升高，急性期和恢复期（间隔2~4周）IgG抗体升高≥4倍为阳性，但由于费时太长，往往只作为回顾性诊断，限制了其临床实际应用。

（3）病毒抗原检测：采取咽拭子、鼻咽分泌物、气管吸取物或肺泡灌洗液涂片，或快速培养后细胞涂片，使用病毒特异性抗体（包括单克隆抗体）免疫荧光技术、免疫酶法或放射免疫法可发现特异性病毒抗原。

（4）病毒特异性基因检测：采用核酸分子杂交技术或聚合酶链反应（PCR）、反转录PCR（reverse transcription PCR）等技术检测呼吸道分泌物中病毒基因片段。

3. 其他病原学检查

（1）肺炎支原体（MP）。①冷凝集试验：≥1∶32为阳性标准，该试验为非特异性，可作为过筛试验。②特异性诊断：包括MP分离培养或特异性IgM和IgG抗体测定。临床上常用明胶颗粒凝集试验检测MP的IgM和IgG混合抗体，单次MP抗体滴度≥1∶160可作为诊断MP近期或急性感染的参考。恢复期和急性期MP抗体滴度呈4倍或4倍以上升高或降低时，可确诊为MP感染；基因探针及PCR技术检测MP的特异性强、敏感性高，但应避免发生污染。

（2）衣原体：能引起肺炎的衣原体为沙眼衣原体（CT）、肺炎衣原体（CP）和鹦鹉热衣原体。细胞培养用于诊断 CT 和 CP。直接免疫荧光或吉姆萨染色法可检测 CT。其他方法有酶联免疫吸附试验、放射免疫电泳法检测双份血清特异性抗原或抗体，核酸探针及 PCR 技术检测基因片段。

（3）嗜肺军团菌（Legionella pneumophila，LP）：血清特异性抗体测定是目前临床诊断 LP 感染最常用的实验室证据。

（三）胸部 X 线检查

早期肺纹理增强，透光度减低；以后两肺下野、中内带出现大小不等的点状或小斑片状影，或融合成大片状阴影，甚至波及节段。可有肺气肿、肺不张。伴发脓胸时，早期患侧肋膈角变钝；积液较多时，可呈反抛物线状阴影，纵隔、心脏向健侧移位。并发脓气胸时，患侧胸腔可见液平面。肺大疱时则见完整薄壁、无液平面的大疱。肺脓肿时可见圆形阴影，脓腔的边缘较厚，其周围的肺组织有炎性浸润。支气管扩张时中下肺可见环状透光阴影，呈卷发状或蜂窝状，常伴肺段或肺叶不张及炎症浸润影。间质性肺疾病时，主要显示弥漫性网点状的阴影，或磨玻璃样影。对于一般状况良好且可以在门诊治疗的疑似肺炎患儿，无需常规行胸片检查。胸部 X 线检查未能显示肺炎征象而临床又高度怀疑肺炎、难以明确炎症部位、需同时了解有无纵隔内病变等，可行胸部 CT 检查。但需注意，胸部 CT 扫描和胸部侧位片不宜列为常规。对于临床上肺炎已康复，一般状况良好的患儿，无需反复胸部 X 线检查。

八、诊断

支气管肺炎的诊断比较简单，一般有发热、咳嗽、呼吸急促的症状，肺部听诊闻及中、细湿啰音和（或）胸部影像学有肺炎的改变均可诊断为支气管肺炎。

确诊支气管肺炎后应进一步了解引起肺炎的可能病原体和病情的轻重。

若为反复发作者，还应尽可能明确导致反复感染的原发疾病或诱因，如原发性或继发性免疫缺陷病、呼吸道局部畸形或结构异常、支气管异物、先天性心脏病、营养不良和环境因素等。此外，还要注意是否有并发症。

九、鉴别诊断

（一）急性支气管炎

一般不发热或仅有低热，全身状况好，以咳嗽为主要症状，肺部可闻及干湿啰音，多不固定，随咳嗽而改变。胸部 X 线检查示肺纹理增多、排列紊乱。若鉴别困难，则按肺炎处理。

（二）支气管异物

有异物吸入史，突然出现呛咳，可有肺不张和肺气肿，可资鉴别。若病程迁延，有继发感染则类似肺炎或合并肺炎，需注意鉴别。

（三）支气管哮喘

儿童哮喘可无明显喘息发作，主要表现为持续性咳嗽，胸部 X 线检查示肺纹理增多、排列紊乱和肺气肿，易与本病混淆。患儿具有过敏体质，肺功能检查及支气管激发和支气管舒张试验有助于鉴别。

（四）肺结核

一般有结核接触史，结核菌素试验阳性，胸部 X 线检查示肺部有结核病灶可资鉴别。粟粒性肺结核可有气促和发绀，从而与肺炎极其相似，但肺部啰音不明显。

十、治疗

采用综合治疗，原则为改善通气、控制炎症、对症治疗、防止和治疗并发症。

（一）一般治疗及护理

室内空气要流通，以温度 18～20℃、湿度 60% 为宜。给予营养丰富的饮食，重症患儿进食困难，可给予肠道外营养。经常变换体位，以减少肺部瘀血，促进炎症吸收。注意隔离，以防交叉感染。

注意水、电解质的补充，纠正酸中毒和电解质紊乱，适当的液体补充还有助于气道的湿化，但要注意输液速度，过快可加重心脏负担。

（二）抗感染治疗

1. 抗菌药物治疗

明确为细菌感染或病毒感染继发细菌感染者应使用抗菌药物。

（1）抗菌药物治疗的原则如下。①有效和安全是选择抗菌药物的首要原则。②在使用抗菌药物前应采集合适的呼吸道分泌物或血标本进行细菌培养和药物敏感试验，以指导治疗；在未获培养结果前，可根据经验选择敏感药物。③选用的药物在肺组织中应有较高的浓度。④轻症患者口服抗菌药物有效且安全，对重症肺炎或因呕吐等致口服难以吸收者，可考虑胃肠道外抗菌药物治疗。⑤选用适宜剂量、合适疗程。⑥重症患儿宜静脉联合用药。

（2）根据不同病原选择抗菌药物。①肺炎链球菌：青霉素敏感者首选青霉素或阿莫西林；青霉素中介者，首选大剂量青霉素或阿莫西林；耐药者首选头孢曲松、头孢噻肟、万古霉素；青霉素过敏者选用大环内酯类抗生素，如红霉素等。②金黄色葡萄球菌：甲氧西林敏感者首选苯唑西林钠或氯唑西林，耐药者选用万古霉素或联用利福平。③流感嗜血杆菌：首选阿莫西林/克拉维酸、氨苄西林/舒巴坦。④大肠埃希菌和肺炎克雷伯杆菌：不产超广谱 β 内酰胺酶（ESBLs）菌首选头孢他啶、头孢哌酮；产 ESBLs 菌首选亚胺培南、美罗培南。⑤铜绿假单胞菌（绿脓杆菌）首选替卡西林/克拉维酸。⑥卡他莫拉菌：首选阿莫西林/克拉维酸。⑦肺炎支原体和衣原体：首选大环内酯类抗生素，如阿奇霉素、红霉素及罗红霉素。

（3）用药时间：一般用至热退且平稳、全身症状明显改善、呼吸道症状部分改善后 3~5 天。病原微生物不同、病情轻重不等、存在菌血症与否等因素均影响肺炎疗程。一般肺炎链球菌肺炎疗程 7~10 天，MP 肺炎、CP 肺炎疗程 10~14 天，个别严重者可适当延长。葡萄球菌肺炎在体温正常后 1~3 周可停药，一般总疗程≥6 周。

2. 抗病毒治疗

目前有肯定疗效的抗病毒药物很少，加之副作用大，使抗病毒治疗受到很大制约。①利巴韦林（病毒唑）：对 RSV 有体外活性，但吸入利巴韦林治疗 RSV 所致 CAP 的有效性仍存在争议，考虑到药物疗效与安全性问题，不推荐用于 RSV 肺炎治疗。②α-干扰素（interferon-α，IFN-α）：临床上应用少，5~7 天为 1 个疗程，亦可雾化吸入，但疗效存在争议。若为流感病毒感染，可用磷酸奥司他韦口服。部分中药制剂有一定抗病毒疗效。

（三）对症治疗

1. 氧疗

有缺氧表现，如烦躁、发绀或动脉血氧分压<60 mmHg 时需吸氧，多用鼻前庭导管给氧，经湿化的氧气的流量为 0.5~1 L/min，氧浓度不超过 40%。新生儿或婴幼儿可用面罩、氧帐、鼻塞给氧，面罩给氧流量为 2~4 L/min，氧浓度为 50%~60%。

2. 气道管理

及时清除鼻痂、鼻腔分泌物和吸痰，以保持呼吸道通畅，改善通气功能。气道的湿化非常重要，有利于痰液的排出。雾化吸入有助于解除支气管痉挛和水肿。分泌物堆积于下呼吸道，经湿化和雾化仍不能排除，使呼吸衰竭加重时，应行气管插管以利于清除痰液。严重病例宜短期使用机械通气（人工呼吸机），接受机械通气者尤应注意气道湿化、变换体位和拍背，保持气道湿度和通畅。

3. 腹胀的治疗

低钾血症者，应补充钾盐。缺氧中毒性肠麻痹时，应禁食和胃肠减压，亦可使用酚妥拉明，每次 0.3~0.5 mg/kg，加 5% 葡萄糖 20 mL 静脉滴注，每次最大量 ≤10 mg。

4. 其他

高热者给予药物降温，如口服对乙酰氨基酚或布洛芬。虽然在对乙酰氨基酚退热基础上联合温水擦浴短时间内退热效果更好些，但会明显增加患儿不适感，不推荐使用温水擦浴退热，更不推荐冰水或乙醇擦浴方法退热。若伴烦躁不安，可给予水合氯醛或苯巴比妥，每次 5 mg/kg 肌注。

（四）糖皮质激素

可减少炎症渗出，解除支气管痉挛，改善血管通透性和微循环，降低颅内压。使用指征为：①严重喘憋或呼吸衰竭；②全身中毒症状明显；③合并感染中毒性休克；④出现脑水肿；⑤胸腔短期有较大量渗出。上述情况可短期应用激素，可用甲泼尼龙 1~2 mg/（kg·d）、琥珀酸氢化可的松 5~10 mg/（kg·d）或用地塞米松 0.1~0.3 mg/（kg·d）加入瓶中静脉点滴，疗程 3~5 天。

（五）并发症及并存症的治疗

1. 肺炎合并心力衰竭的治疗

治疗时具体有吸氧、镇静、利尿、强心、应用血管活性药物。①利尿：可用呋塞米、依他尼酸，剂量为每次 1 mg/kg，稀释成 2 mg/mL，静注或加滴壶中静点；亦可口服呋塞米、依他尼酸或氢氯噻嗪等。②强心药：可使用地高辛或毛花苷丙静脉注射。③血管活性药物：酚妥拉明每次 0.5~1.0 mg/kg，最大剂量不超过每次 10 mg，肌注或静注，必要时间隔 1~4 小时重复使用；亦可用卡托普利和硝普钠。

2. 肺炎合并缺氧中毒性脑病的治疗

具体有脱水疗法、改善通气、扩血管、止痉、糖皮质激素、促进脑细胞恢复。①脱水疗法：主要使用甘露醇，根据病情每次 0.25~1.0 g/kg，每 6 小时 1 次。②改善通气：必要时应予人工辅助通气、间歇正压通气，疗效明显且稳定后应及时改为正常通气。③扩血管药物：可缓解脑血管痉挛、改善脑微循环，从而减轻脑水肿，常用酚妥拉明、山莨菪碱。酚妥拉明每次 0.5~1.0 mg/kg，新生儿每次≤3mg，婴幼儿每次≤10 mg，静脉快速滴注，每 2~6 小时 1 次；山莨菪碱每次 1~2 mg/kg，视病情需要，可以 10~15 分钟 1 次，或 2~4 小时 1 次，也可静脉滴注维持。④止痉：一般选用地西泮，每次 0.2~0.3 mg/kg，静脉注射，1~2 小时可重复 1 次；也可采用人工冬眠疗法。⑤糖皮质激素的使用：可非特异性抗炎、减少血管与血-脑屏障的通透性，故可用于治疗脑水肿。常用地塞米松，每次 0.25 mg/kg，静脉滴注，每 6 小时 1 次，2~3 天后逐渐减量或停药。⑥促进脑细胞恢复的药物：常用的有 ATP、胞磷胆碱、维生素 B_1 和维生素 B_6 等。

3. SIADH 的治疗

与肺炎合并稀释性低钠血症治疗是相同的。原则为限制水入量，补充高渗盐水。当血钠为 120~130 mmol/L，无明显症状时，主要措施是限制水的摄入量，以缓解低渗状态。

4. 脓胸和脓气胸者

应及时进行穿刺引流，若脓液黏稠，经反复穿刺抽脓不畅或发生张力性气胸时，宜行胸腔闭式引流。

3. 并存疾病者

对并存佝偻病、贫血、营养不良者，应给予相应治疗。

（六）生物制剂

重症患儿可酌情给予血浆和静脉注射用免疫球蛋白（IVIG），含有特异性抗体，如 RSV-IgG 抗体，可用于重症患儿，IVIG 400mg/（kg·d），3~5 天为 1 个疗程。

第六章 泌尿系统疾病

泌尿系统疾病是危害人类健康的重大疾病,患病率高、耗费巨大。儿童泌尿系统疾病是儿童常见病,起病常隐匿,有其自身特点,部分患儿表现为慢性临床过程,病程反复或迁延,是成人期终末期肾病的高危人群。少部分患儿在儿童期即进展到终末期肾病,即尿毒症,严重影响儿童的生长发育和身心健康。随着医学和技术的发展,在病因、发病机制、临床诊治手段及预后方面均取得了很大的进展。关注儿童的泌尿系统疾病将有助于改善慢性肾脏病这一全球公共性问题。重点提示:了解儿童泌尿系统解剖生理特点;熟悉肾小球疾病分类;掌握肾小球肾炎的发病机制和诊断标准;掌握肾病综合征的诊断、临床分型和治疗原则,熟悉其病理生理机制及病理类型;掌握泌尿道感染的诊断和治疗原则;了解肾小管酸中毒临床分型和诊断。

第一节 儿童泌尿系统解剖生理特点

一、解剖特点

(一) 肾脏

儿童年龄越小,肾脏相对越重,新生儿两肾重量约为体重的1/125,而成人两肾重量约为体重的1/220。婴儿肾脏位置较低,其下极可低至髂嵴以下第4腰椎水平,2岁以后始达髂嵴以上,右肾位置稍低于左肾。2岁以内健康儿童腹部触诊时容易扪及肾脏。婴儿肾脏表面呈分叶状,至2~4岁时,分叶完全消失。

（二）输尿管

婴幼儿输尿管长而弯曲，管壁肌肉和弹力纤维发育不良，容易受压及扭曲而导致梗阻，发生尿潴留而诱发感染。

（三）膀胱

婴儿膀胱位置比年长儿高，尿液充盈时，膀胱顶部常在耻骨联合之上，顶入腹腔而容易触到，随年龄增长逐渐下降至盆腔内。

（四）尿道

新生女婴尿道长仅 1 cm（性成熟期 3~5 cm），且外口暴露又接近肛门，易受细菌污染。男婴尿道虽较长，但常有包茎和包皮过长，尿垢积聚时也易引起上行性细菌感染。

二、生理特点

肾脏有许多重要功能，具体如下。①排泄功能：排出体内代谢终末产物，如尿素、有机酸等；②调节机体水、电解质、酸碱平衡，维持内环境相对稳定；③内分泌功能：产生激素和生物活性物质，如促红细胞生成素、肾素、前列腺素等。肾脏完成其生理活动，主要通过肾小球滤过和肾小管重吸收、分泌及排泄。儿童肾脏虽具备大部分成人肾的功能，但其发育是由未成熟逐渐趋向成熟。在胎龄 36 周时肾单位数量（每肾 85 万~100 万）已达成人水平，出生后上述功能已基本具备，但调节能力较弱，贮备能力差，一般至 1~2 岁时才接近成人水平。

（一）胎儿肾功能

胎儿于 12 周末，由于近曲小管刷状缘的分化及小管上皮细胞开始运转，已能形成尿液。但此时主要通过胎盘来完成机体的排泄和调节内环境稳定，故无肾的胎儿仍可存活和发育。

（二）肾小球滤过率

新生儿出生时肾小球滤过率比较低，为成人的 1/4，早产儿更低，3~6 个月时为成人的 1/2，6~12 个月时为成人的 3/4，故不能有效排出过多的水分和溶质，2 岁时达成人水平。血肌酐作为反映肾小球滤过功能的常用指标，由于受到身高和肌肉发育等影响，不同年龄有不同的正常参考值。

（三）肾小管重吸收及排泄功能

肾小管对肾小球滤液中的水及各种溶质选择性重吸收，以保持机体内环境的稳定。肾小管的重吸收与肾小球滤过率保持密切的联系，这一现象称为球-管平衡。足月新生儿氨基酸及葡萄糖的重吸收能力正常，出生后已能维持钠平衡，但钠的重吸收很低，因此在钠负荷量过大时不能迅速排钠，而易致水肿。早产儿肾功能尚不成熟，葡萄糖肾阈较低，易出现糖尿。低出生体重儿排钠较多，如摄入量过低，可出现钠的负平衡而致低钠血症。新生儿头 10 天对钾的排泄能力较差，故有高钾血症倾向。

（四）浓缩和稀释功能

新生儿及幼婴由于髓袢短、尿素形成量少（婴儿蛋白合成代谢旺盛）以及抗利尿激素分泌不足，使浓缩尿液功能不足，在应激状态下保留水分的能力低于年长儿和成人。婴儿每由尿中排出 1 mmol 溶质时，需水分 1.4~2.4 mL，成人仅需 0.7 mL。脱水时幼婴尿渗透压最高不超过 700 mmol/L，而成人可达 1400 mmol/L，故摄入量不足时易发生脱水，甚至诱发急性肾功能不全。新生儿及幼婴尿稀释功能接近成人，可将尿稀释至 40 mmol/L，但因肾小球滤过率（GFR）较低，大量水负荷或输液过快时易出现水肿。

（五）酸碱平衡

新生儿及婴幼儿时期易发生酸中毒，主要原因有：①肾保留 HCO_3^- 的能力差，碳酸氢盐的肾阈低，仅为 19~22 mmol/L；②泌 NH_3 和 H^+ 的能力低；③尿中排磷酸盐量少，故排出可滴定酸的能力受限。

（六）肾脏的内分泌功能

新生儿的肾脏已具有内分泌功能，其血浆肾素、血管紧张素和醛固酮均等于或高于成人，出生后数周内逐渐降低。新生儿肾血流量低，因而前列腺素合成速率较低。由于胎儿血氧分压较低，故胚肾合成促红细胞生成素较多，出生后随着血氧分压的增高，促红细胞生成素合成减少。婴儿血清 1，25-$(OH)_2D_3$ 水平高于儿童期。

（七）儿童排尿及尿液特点

1. 排尿次数

93% 的新生儿在出生后 24 小时内排尿，99% 在 48 小时内排尿。出生后头几天内，因摄入量少，每日排尿仅 4~5 次；1 周后因新陈代谢旺盛，进水量较多而膀胱容量小，排尿突增至每日 20~25 次；1 岁时每日排尿 15~16 次，至学龄前和学龄期每日 6~7 次。

2. 排尿控制

正常排尿机制在婴儿期由脊髓反射完成，以后由脑干-大脑皮质控制，至 3 岁已能控制排尿。在 1.5~3 岁之间，儿童主要通过控制尿道外括约肌和会阴肌控制排尿，若 3 岁后仍保持这种排尿机制，不能控制膀胱逼尿肌收缩，则出现不稳定膀胱，表现为白天尿频、尿急，偶然尿失禁和夜间遗尿。

3. 每日尿量

儿童尿量个体差异较大，新生儿出生后 48 小时正常尿量一般每小时为 1~3 mL/kg，2 天内平均尿量为 30~60 mL/d，3~10 天为 100~300 mL/d，10 天~2 个月为 250~400 mL/d，2 个月~1 岁为 400~500 mL/d，1~3 岁为 500~600 mL/d，3~5 岁为 600~700 mL/d，5~8 岁为 600~1000 mL/d，8~14 岁为 800~1400 mL/d，>14 岁为 1000~1600 mL/d。若新生儿尿量每小时 <1.0 mL/kg 为少尿，每小时 <0.5 mL/kg 为无尿。学龄儿童每日排尿量少于

400 mL，学龄前儿童少于 300 mL，婴幼儿少于 200 mL 时为少尿；每日尿量少于 50 mL 为无尿。

（四）尿的性质

1. 尿色

出生后头 2~3 天尿色深，稍混浊，放置后有红褐色沉淀，此为尿酸盐结晶，数日后尿色变淡。正常婴幼儿尿液淡黄透明，但在寒冷季节放置后可有盐类结晶析出而变混浊；尿酸盐加热后、磷酸盐加酸后可溶解，尿液变清，可与脓尿或乳糜尿鉴别。

2. 酸碱度

出生后头几天因尿内含尿酸盐多而呈强酸性，以后接近中性或弱酸性，pH 多为 5~7。

3. 尿渗透压和尿比重

新生儿尿渗透压平均为 240 mmol/L，尿比重为 1.006~1.008，随年龄增长逐渐增高；婴儿尿渗透压为 50~600 mmol/L，1 岁后接近成人水平；儿童通常为 500~800 mmol/L，尿比重范围为 1.003~1.030，通常为 1.011~1.025。

4. 尿蛋白

正常儿童尿中仅含微量蛋白，通常 ≤100mg/（m^2·24h），定性为阴性，随意尿的尿蛋白（mg/dl）/尿肌酐（mg/dl）≤0.2。若尿蛋白含量>150mg/d 或>4mg/（m^2·h）或>100mg/L、定性检查阳性均为异常。尿蛋白主要来自血浆蛋白，2/3 为白蛋白，其余为 Tamm-Horsfall 蛋白和球蛋白等。

5. 尿细胞和管型

正常新鲜尿液离心后沉渣显微镜下检查，红细胞<3 个/HP，白细胞<5 个/HP，偶见透明管型。12 小时尿细胞计数：红细胞<50 万、白细胞<100 万、管型<5000 个为正常。

第二节　儿童肾小球疾病的临床分类

中华医学会儿科学会肾脏病学组于 2000 年 11 月对 1981 年修订的关于儿童肾小球疾病临床分类进行了再次修订，具体如下。

一、原发性肾小球疾病

（一）肾小球肾炎

1. 急性肾小球肾炎

可分为：急性链球菌感染后肾小球肾炎，非链球菌感染后肾小球肾炎。

2. 急进性肾小球肾炎

起病急，进行性肾功能减退。若缺乏积极有效的治疗措施，预后严重。

3. 慢性肾小球肾炎

病程超过 3 个月不能恢复者。

（二）肾病综合征

1. 临床表现分类

为进一步指导临床预测病理类型并判断糖皮质激素治疗疗效，我国提出原发性肾病依临床表现可分为单纯型肾病和肾炎型肾病，并在临床广泛使用。

凡具有以下 1 项或多项者属于肾炎型肾病：①2 周内分别 3 次以上离心尿检查红细胞≥10 个/HP，并证实为肾小球源性血尿者；②反复或持续高血压≥3 次于不同时间点测量的收缩压和（或）舒张压且>同性别、年龄和身高的儿童青少年血压的第 95 百分位数，并除外糖皮质激素等原因所致；③肾功能不全，并排除由于血容量不足等所致；④持续低补体血症。

2. 按糖皮质激素反应

按糖皮质激素反应分为：①激素敏感型肾病：以泼尼松足量

2 mg/（kg·d）或 60 mg/（m^2·d）治疗≤4 周尿蛋白转阴；②激素耐药型肾病：以泼尼松足量治疗>4 周尿蛋白仍呈阳性；③激素依赖型肾病：对激素敏感，但连续 2 次减量或停药 2 周内复发；④肾病复发与频复发：复发是指连续 3 天，尿蛋白由阴性转为（+++）或（++++），或 24 小时尿蛋白定量>50 mg/kg 或尿蛋白/肌酐（mg/mg）>2.0；频复发（frequently relapse，FR）是指肾病病程中半年内复发>2 次，或 1 年内复发>3 次。

（三）孤立性血尿或蛋白尿

孤立性血尿或蛋白尿指仅有血尿或蛋白尿，而无其他临床症状、实验室检查改变及肾功能改变。

1. 孤立性血尿

孤立性血尿指肾小球源性血尿，分为持续性和再发性。

2. 孤立性蛋白尿

孤立性蛋白尿分为体位性和非体位性。

（四）其他类型

如 IgA 肾病，需要免疫病理诊断。

二、继发性肾小球疾病

（1）紫癜性肾炎。

（2）狼疮性肾炎。

（3）乙肝病毒相关性肾炎。

（4）其他：毒物、药物中毒或其他全身性疾患所致的肾炎及相关性肾炎。

三、遗传性肾小球疾病

（一）先天性肾病综合征

先天性肾病综合征指出生后 3 个月内发病，临床表现符合肾病综合征，除外继发因素所致者（如 TORCH 感染或先天性梅毒等），分为如下两种。

（1）遗传性：芬兰型，法国型（弥漫性系膜硬化）。

（2）原发性：指出生后早期发生的原发性肾病综合征。

（二）遗传性进行性肾炎

遗传性进行性肾炎（Alport 综合征）。

（三）家族性良性血尿

家族性良性血尿（薄基膜肾病）。

（四）其他

如甲-髌综合征等。

第三节　急性肾小球肾炎

急性肾小球肾炎（简称急性肾炎），是指一组病因不一的疾病。临床表现为急性起病，多有前驱感染，以血尿为主，伴不同程度蛋白尿，可有水肿、高血压，或肾功能不全等特点。

急性肾炎可分为急性链球菌感染后肾小球肾炎和非链球菌感染后肾小球肾炎，本节描述的急性肾炎主要是前者。

一、病因

大多数属 A 组 β 溶血性链球菌急性感染后引起的免疫复合物性肾小球肾

炎。溶血性链球菌感染后，肾炎的发生率一般在 0~20%。

除 A 组 β 溶血性链球菌之外，其他细菌，如草绿色链球菌、肺炎链球菌、金黄色葡萄球菌、伤寒杆菌、流感嗜血杆菌等；病毒，如柯萨奇病毒 B4型、ECHO 病毒 9 型、麻疹病毒、腮腺炎病毒、乙型肝炎病毒、巨细胞病毒、EB 病毒、流感病毒等；还有疟原虫、肺炎支原体、白念珠菌、丝虫、钩虫、血吸虫、弓形虫、梅毒螺旋体、钩端螺旋体等也可导致急性肾炎。

二、发病机制

其发病机制主要与 A 组溶血性链球菌中的致肾炎菌株感染有关，所有致肾炎菌株均有共同的致肾炎抗原性，包括菌壁上的 M 蛋白内链球菌素和"肾炎菌株协同蛋白"。主要发病机制为抗原-抗体免疫复合物引起肾小球毛细血管炎症病变，包括循环免疫复合物和原位免疫复合物形成学说。此外，某些链球菌株可通过神经氨酸苷酶的作用或其产物，如某些菌株产生的唾液酸酶，与机体的免疫球蛋白（IgG）结合，改变其免疫原性，产生自身抗体和免疫复合物而致病。另有人认为，链球菌抗原与肾小球基膜糖蛋白间具有交叉抗原性，可使少数病例呈现抗肾抗体型肾炎。

三、病理

疾病早期的典型肾脏病变呈毛细血管内增生性肾小球肾炎改变。光镜下肾小球表现为程度不等的弥漫性增生性炎症及渗出性病变。肾小球增大、肿胀，内皮细胞和系膜细胞增生，炎症细胞浸润。毛细血管腔狭窄甚或闭锁、塌陷。肾小球囊内可见红细胞、球囊上皮细胞增生。部分患者中可见到新月体。肾小管病变较轻，呈上皮细胞变性、间质水肿及炎症细胞浸润。电镜检查可见内皮细胞胞质肿胀，呈连拱状改变，使内皮孔消失。电子致密物在上皮细胞下沉积，呈散在的圆顶状驼峰样分布。基膜有局部裂隙或中断。免疫荧光检查在急性期可见弥漫一致性纤细或粗颗粒状的 IgG、C3 和备解素沉积，主要分布于肾小球毛细血管祥和系膜区，也可见到 IgM 和 IgA 沉积。系膜区或肾小球囊腔内可见纤维蛋白原和纤维蛋白沉积。

四、临床表现

急性肾炎临床表现轻重悬殊，轻者全无临床症状，仅见镜下血尿，重者可呈急进性过程，短期内出现肾功能不全。

（一）前驱感染

90%的病例有链球菌的前驱感染，以呼吸道及皮肤感染为主。在前驱感染后经1~3周无症状的间歇期而急性起病。咽炎为诱因者病前6~12天（平均10天）多有发热、颈淋巴结肿大及咽部渗出。皮肤感染见于病前14~28天（平均20天）。

（二）典型表现

急性期常有全身不适、乏力、食欲缺乏、发热、头痛、头晕、咳嗽、气急、恶心、呕吐、腹痛及鼻出血等。

1. 水肿

70%的病例有水肿，一般仅累及眼睑及颜面部，重者2~3天遍及全身，呈非凹陷性。

2. 血尿

50%~70%的病例有肉眼血尿，一般1~2周后转为显微镜下血尿。

3. 蛋白尿

程度不等，有20%的病例可达肾病水平。蛋白尿患者病理上常呈严重系膜增生。

4. 高血压

30%~80%的病例有血压增高。

5. 尿量减少

肉眼血尿严重者可伴有尿量减少。

（三）严重表现

少数患儿在疾病早期（2周内）可出现下列严重症状。

1. 严重循环充血

常发生在起病1周内，由于水钠潴留、血浆容量增加而出现循环充血。当肾炎患儿出现呼吸急促和肺部有湿啰音时，应警惕循环充血的可能性，严重者可出现呼吸困难、端坐呼吸、颈静脉怒张、频咳、咳粉红色泡沫痰、两肺满布湿啰音、心脏扩大，甚至出现奔马律、肝大而硬、水肿加剧。少数可突然发生，病情急剧恶化。

2. 高血压脑病

由于脑血管痉挛，导致缺血、缺氧、血管渗透性增高而发生脑水肿，也有人认为是由脑血管扩张所致。常发生在疾病早期，血压可达 150~160 mmHg/100~110 mmHg 以上。年长儿会主诉剧烈头痛、呕吐、复视或一过性失明，严重者突然出现惊厥、昏迷。

3. 急性肾功能不全

常发生于疾病初期，出现尿少、尿闭等症状，引起暂时性氮质血症、电解质紊乱和代谢性酸中毒，一般持续3~5日，不超过10天。

（四）非典型表现

1. 无症状性急性肾炎

为亚临床病例，患儿仅有显微镜下血尿或仅有血清 C3 降低而无其他临床表现。

2. 肾外症状性急性肾炎

有的患儿水肿、高血压明显，甚至有严重循环充血及高血压脑病，但尿改变轻微或尿常规检查正常，可有链球菌前驱感染和血清 C3 水平明显降低。

3. 以肾病综合征为表现的急性肾炎

少数患儿以急性肾炎起病，但水肿和蛋白尿突出，伴低白蛋白血症和高胆固醇血症，临床表现似肾病综合征。

五、实验室检查

尿蛋白可在+~+++之间，且与血尿的程度相平行，尿液显微镜下检查除多少不等的红细胞外，可有透明、颗粒或红细胞管型，疾病早期可见较多的白细胞和上皮细胞，并非感染。外周血白细胞一般轻度升高或正常，血沉加快。前驱期为咽炎病例，抗链球菌溶血素O（ASO）往往增加，10~14天开始升高，3~5周时达高峰，3~6个月后恢复正常。咽炎后急性链球菌感染后肾炎（APSGN）者抗双磷酸吡啶核苷酸酶滴度升高。明显少尿时血尿素氮和肌酐可升高。肾小管功能正常。持续少尿、无尿者，血肌酐升高，内生肌酐清除率降低，尿浓缩功能也受损。

六、诊断和鉴别诊断

根据前期链球菌感染史，急性起病，具备血尿、蛋白尿、水肿及高血压等特点，急性期血清ASO滴度升高，C3浓度降低，则可临床诊断急性肾炎，进一步诊断APSGN多不困难。肾穿刺活体组织检查只在考虑有急进性肾炎或临床、实验室检查不典型或病情迁延者才进行以确定诊断。急性肾炎必须注意和以下疾病鉴别。

（一）其他病原体感染后的肾小球肾炎

多种病原体可引起急性肾炎，可从原发感染灶及各自临床特点上区别。

（二）IgA肾病

IgA肾病以血尿为主要症状，表现为反复发作性肉眼血尿，多在上呼吸道感染后24~48小时出现血尿，多无水肿、高血压，血清C3正常。确诊靠肾活体组织免疫病理检查。

（三）慢性肾炎急性发作

既往肾炎史不详，无明显前期感染，除有肾炎症状外，常有贫血、肾功能异常、低比重尿或固定低比重尿，尿改变以蛋白增多为主。

（四）原发性肾病综合征

具有肾病综合征表现的急性肾炎需与原发性肾病综合征鉴别。若患儿呈急性起病，有明确的链球菌感染的证据，血清 C3 降低，肾活体组织检查病理为毛细血管内增生性肾炎者有助于急性肾炎的诊断。

（五）其他

还应与急进性肾炎或其他系统性疾病引起的肾炎，如紫癜性肾炎、狼疮性肾炎等相鉴别。

七、治疗

本病无特异治疗。

（一）休息

急性期需卧床 2~3 周，直到肉眼血尿消失，水肿减退，血压正常，即可下床进行轻微活动。血沉正常可上学，但应避免重体力活动。尿检完全正常后方可恢复体力活动。

（二）饮食

以低盐饮食为好，食盐量<1 g/d，或<60 mg/（kg·d），严重水肿或高血压者需无盐饮食。水分一般不限。有氮质血症者应限蛋白，可给优质动物蛋白 0.5 g/（kg·d）。

（三）抗感染

有感染灶时用青霉素 10~14 天。

（四）对症治疗

（1）利尿：经控制水、盐入量后仍水肿、少尿者可用氢氯噻嗪 1~2 mg/（kg·d），分 2~3 次口服。无效时需用呋塞米，口服剂量为 2~5 mg/（kg·d），注射剂量为每次 1~2 mg/kg，每日 1~2 次，静脉注射剂量过大时可有一过性耳聋。

（2）降血压：凡经休息，控制水、盐摄入，利尿而血压仍高者均应给予降压药，具体如下。①硝苯地平：系钙拮抗剂，开始剂量为 0.25 mg/（kg·d），最大剂量为 1 mg/（kg·d），分 3 次口服;②卡托普利:系血管紧张素转换酶抑制剂，初始剂量为 0.3~0.5 mg/（kg·d），最大剂量为 5~6 mg/（kg·d），分 3 次口服,与硝苯地平交替使用降压效果更佳。

（五）严重循环充血的治疗

（1）纠正水钠潴留,恢复正常血容量,可使用呋塞米注射。

（2）表现有肺水肿者除一般对症治疗外,可加用硝普钠,将 5~20 mg 硝普钠加入 5% 葡萄糖液 100 mL 中,以 1 μg/（kg·min)速度静脉滴注,用药时严密监测血压,随时调节药液滴速,每分钟不宜超过 8 μg/kg,以防发生低血压。滴注时针筒、输液管等须用黑纸覆盖,以免药物遇光分解。

（3）对难治病例可采用连续血液净化治疗或透析治疗。

（六）高血压脑病的治疗

原则为选用降血压效力强而迅速的药物,首选硝普钠,用法同上。有惊厥者应及时止痉。

参考文献

[1] 孙钰玮,赵小菲. 儿科学[M]. 北京:中国医药科技出版社,2017.

[2] 罗开源,李新维. 儿科学[M]. 北京:中国医药科技出版社,2014.

[3] 尼尔逊. 儿科学[M]. 毛萌,桂永浩主译. 西安:世界图书出版西安有限公司,2017.

[4] 刘奉,张彤. 儿科学[M]. 武汉:华中科技大学出版社,2015.